5:2 Diät Kochbuch

110 leckere gesunde Rezepte für das Intervallfasten - Für alle Formen des Kurzzeitfastens

VITALCARE ACADEMY

Alle Rezepte mit kcal, Zeit und Portionen Angaben – für ein einfaches Nachkochen

Inhaltsverzeichnis

1. Wie funktioniert die 5 zu 2 Fasten Methode?

Schlank und trotzdem gesund? Tatsächlich funktioniert beides und zwar mit der Fastenmethode, die auch als 5:2 Diät bezeichnet wird. Neben dem Abnehmeffekt verspricht sie zahlreiche weitere Vorteile, darunter ein besseres Hautbild, mehr Energie, eine höhere Konzentrationsfähigkeit, Vitalität und durch all das bedingt auch ein größeres Selbstbewusstsein. Was steckt dahinter?

Bei der 5 2 Diät fällt der Blick nicht nur auf den einzelnen Tag, sondern auf die ganze Woche. Statt 16 Stunden an einem 24-Stunden-Tag zu fasten, wie bei der Intervallfastenmethode 16 zu 8, sieht die 5 2 Diät vor, an zwei Tagen die Woche zu fasten. Das heißt fünf Tage die Woche darf normal gegessen werden. Heißt das im Umkehrschluss aber auch, dass an zwei Tagen die Woche gar nicht gegessen werden darf? Und müssen diese zwei Tage direkt aufeinander folgen?

Erst einmal: Keine Sorge! Die 5 zu 2 Diät setzt nicht voraus, dass an zwei Tagen von früh bis spät gefastet werden muss. Andernfalls wäre sie auch alles andere als gesund. Erlaubt sind an den zwei Tagen jeweils eine bestimmte, aber stark eingegrenzte Zufuhr von Kalorien. Dabei werden aufgrund der Anatomie Unterschiede zwischen Männern und Frauen gemacht. So dürfen Männer 600 Kalorien pro Tag zu sich nehmen und Frauen 500. Außerdem müssen die zwei Fastentage nicht unmittelbar aufeinander folgen. Wem es beispielsweise schwer fällt, am Wochenende zu fasten, weil samstags und sonntags schließlich in der Regel viel Zeit zum Essen wäre, kann die zwei Fastentage auch auf Montag und

Donnerstag, Dienstag und Mittwoch oder ganz nach Belieben in der Woche verteilen.

2. Die Vorteile der 5:2 Diät

Auch bei dieser Fastenmethode soll der Unterschied zu anderen Diäten deutlich werden, denn auch die 5 2 Diät birgt neben den anfangs genannten viele weitere Vorteile gegenüber anderen Abnehm-Methoden. Der wahrscheinlich größte Vorteil der Diät besteht in der Motivation, weiterzumachen. Zahlreiche Diäten versprechen viel und halten davon womöglich auch einiges, das Maß an Selbstdisziplin, das sie erfordern, ist jedoch immens hoch – für die meisten, die es versuchen, zu hoch. Nach nur wenigen Tagen beginnen wir während der meisten Diäten wieder normal zu essen. Die Ursache dafür liegt darin, dass viele Diäten Enthaltsamkeit über einen nicht mehr überschaubaren Zeitraum fordern. Es dauert nicht lange und schon machen sich Begleiterscheinungen wie Übelkeit und leichte Reizbarkeit breit. Das ist bei der 5 2 Diät nicht so.

Ein weiterer Vorzug der 5 2 Diät besteht darin, dass sie ohne Probleme über viele Wochen und Monate absolviert werden kann und keinen Jojo-Effekt mit sich bringt. Bei anderen Diäten kommt irgendwann der Punkt, an dem wir wieder beginnen, normal zu essen. Spätestens dann speichert der Körper die „wiedergewonnenen" Fette ab und sammelt sie. Was auf den ersten Blick absurd klingen mag, funktioniert tatsächlich so: Der Körper hat ein „Gedächtnis" und leben wir hinsichtlich der Ernährung lange Zeit abstinent, wie bei Diäten, „merkt" sich der Körper dies und „behält" die Nahrung, sobald die Diät beendet ist. Auch hier hat die 5 zu 2 Diät ihre Vorzüge entgegenzusetzen: Kein Jojo-Effekt, keine Quälerei.

Bleibt nur noch die Frage: Was esse ich an den Tagen, an denen ich nicht fasten muss? Anders als beim 16 8 Fasten, das diverse Superfoods vorschlägt, darf bei der 5 2 Diät an den fünf Tagen in der Woche ganz nach Belieben gegessen werden – was und so viel man möchte. Der erste Eindruck, dass das kontraproduktiv sein müsste, verfliegt jedoch schnell, denn dank der zwei Fastentage in der Woche gewöhnt sich der Körper nach und nach an die geringere Nahrungszufuhr und der Appetit an den anderen fünf Tagen der Woche nimmt ganz automatisch ab. Klar liegt dabei natürlich auf der Hand, dass je geringer die Kalorienzufuhr innerhalb der fünf Tage ist, desto höher auch die Gewichtsreduktion innerhalb einer Woche. Wer zusätzlich noch Sport treiben möchte, wird außerdem schnellere Erfolge erzielen; Bedingung ist Sport für die 5 zu 2 Diät jedoch nicht.

3. Fasten und Sport – Kleine Übungen mit großer Wirkung

Wer das Heilfasten ins Visier genommen hat, tut besser daran, von sportlichen Einlagen abzusehen.

Nichtsdestotrotz gibt es für die anderen Fastenmethoden einige „Kleine-aber-oho-Übungen", die beim Abnehmen helfen (also auf Ausdauertraining basieren) als auch definieren (also Krafttraining in den

Fokus nehmen). An dieser Stelle sollen acht dieser „Self-made-Übungen" vorgestellt werden – und für diese braucht es noch nicht einmal eine bestimmte Ausrüstung, geschweige denn einen Vertrag mit dem Fitnesscenter. Sie können problemlos von Zuhause aus durchgeführt werden.

Übung 1: Kniebeuge mit Hüpfen

Diese Übung zielt sowohl auf straffe Beine, einen runden Po als auch Ausdauer an sich ab. Das heißt mit Übung 1 verliert man Gewicht und definiert gleichzeitig und alles, was dafür benötigt wird, ist Platz. Für die Übung, plant man idealerweise mindestens 5 Minuten Zeit ein, denn zwischenzeitlich werden immer wieder kurze Auszeiten vonnöten sein. Um die Übung korrekt auszuführen, steht man zunächst auf beiden Beinen in einer aufrechten Position, hebt die Hände für Balance auf Rippenhöhe und geht dann in die Knie, um sich anschließend vom Boden wegzudrücken und mit durchgedrückten Beinen nach oben zu springen. Es bedarf dabei keiner besonders hohen Höhe, wichtig ist nur, dass die

Füße kurz den Boden verlassen. Anschließend geht es sofort wieder in die Knie und so folgen

Kniebeuge und Sprung jeweils nacheinander und in einem angemessenen Tempo. Ziel ist es, den Herzschlag zu steigern, die Oberschenkelmuskeln zum „brennen“ zu bringen und richtig außer Puste zu kommen. Diese Übung muss mindestens eine Minute lang ausgeführt werden, danach sind 30 Sekunden Pause einzulegen und dann ist die Übung zu wiederholen. Da sie nicht viel Zeit in Anspruch nimmt, kann sie auch mehrmals täglich durchgeführt werden und eignet sich auch für die eine oder andere Werbepause, um vor dem Fernseher nicht einzuschlafen.

Übung 2: Bauchmuskel-Tortour

Wer sich im Fitness-Bereich auskennt, weiß, dass wir mehr als nur einen Bauchmuskel haben und es schwierig ist, alle gleichzeitig zu trainieren. Außerdem zählt das Bauchmuskeltraining, auch „CoreWork“, zu den härtesten Trainings überhaupt. Eine Übung, die die meisten unserer Bauchmuskeln gleichzeitig trainiert, nämlich die mittleren und die seitlichen, ist Übung 2.

Hierfür setzt man sich zunächst auf den Fußboden, idealerweise auf eine Isomatte. Die Couch ist für die Übung hingegen ungeeignet, da sie zu stark nachgibt. Sitzend winkelt man nun zunächst die Beine an, lehnt sich leicht nach hinten (Rücken und Boden sollten in etwa einen 45° Winkel bilden) und verschränkt die Hände vor dem Bauch. Nun kann es losgehen: Die Beine sind nun hochzuheben und die verschränkten Arme in Aktion zu bringen. Dazu bewegt man beide Arme zusammen ruckartig nach links und rechts. Jeweils zu beiden Seiten müssen die verschränkten Hände die

Matte bzw. den Boden berühren und so geht es immer hin und her und zwar so schnell wie möglich. Übung zwei ist für mindestens 1 Minute durchzuführen. Wer danach noch „kann“, darf 30 Sekunden Pause machen und von vorne beginnen. Sie zielt auf eine straffe Bauch- und Rückenmuskulatur ab, bringt die Schultern in Schwung und basiert ebenso auf Ausdauer. Sie ist also auch ideal zum Abnehmen und Definieren.

Übung 3: Schulter- und Rückentraining

Insbesondere Männer interessieren sich sehr für eine runde Schultermuskulatur, aber auch bei Frauen kann ein schöner Rücken „entzücken“. Übung Nr. 3 zielt sowohl auf die Rücken- als auch Schultermuskulatur ab. Sie zielt weniger auf Ausdauertraining ab, lohnt sich aber dennoch! Für diese Übung bedarf es zweier Gewichte. Ideal sind natürlich leichte Hanteln, doch da die Gewichte bei Übung 3 nur sehr gering sein müssen, eignen sich auch zwei gefüllte 1-1,5l Wasserflaschen. Für die Ausführung der Übung steht man aufrecht und hält die Gewichte jeweils zu beiden Seiten des Körpers mit ausgestreckten Armen. Nun hebt man die Arme durchgedrückt nach vorne als würde man jemanden auf Distanz halten wollen, hält die Position für 1-2 Sekunden und senkt die Arme wieder.

Direkt danach wiederholt man diese Übung, streckt die Arme jedoch zur Seite weg wie es ein rotes Ampelmännchen tut. Auch hier sind die Gewichte jeweils 1-2 Sekunden zu halten. Wichtig ist, dass die Arme durchgedrückt und nicht angewinkelt bleiben. Arme und Boden sollten bei Erreichen der perfekten Höhe eine Parallele bilden.

Beide Haltungen sind nun immer wieder zu wiederholen. Es kommt bei dieser Übung ausdrücklich nicht auf Schnelligkeit an. Wichtiger ist die Qualität, mit der die Übung durchgeführt wird. Merkt man, dass die Arme nicht mehr hoch wollen oder man – noch schlimmer – beginnt, ein Hohlkreuz zu machen, um die Gewichte noch irgendwie in die Höhe bringen zu können, ist die Übung vorbei. Eine vorgeschriebene Dauer für diese Übung gibt es deshalb nicht.

Übung 4: Ausfallschritt

Einen Ausfallschritt kann man auf viele Art und Weisen ausführen. Bei dieser Übung handelt es sich jedoch um keinen 08/15-Ausfallschritt; er hat vielmehr straffe Oberschenkel, eine ansehnliche Rückenmuskulatur und einen attraktiven Trizeps zur Folge. Wer möchte, kann bei dieser Übung leichte Gewichte (maximal 2,5 kg) dazu nehmen, das ist aber keineswegs zwingend erforderlich, um früher oder später Resultate zu erzielen. Zunächst einmal steht man für diese Übung aufrecht und auf beiden Beinen. Nun gilt es, einen möglichst weiten Ausfallschritt nach vorne zu machen. Das hintere Bein sollte dabei gestreckt sein.

Befindlich in diesem Ausfallschritt lehnt man den Oberkörper nun nach vorne, hebt die Arme und streckt sie wie Superman, der sich zum Abflug bereit macht, nach vorne – oder eben so, als würde man etwas weit Entferntes erreichen wollen. Hier verharrt man für 1-2 Sekunden und streckt die Arme anschließend nach hinten als würde man sich selbst zu einem flachen Tisch machen wollen. (Der Oberkörper bleibt dabei weiterhin nach vorne gebeugt!) Nun kehrt man aus dem Ausfallschritt zurück in die Ursprungshaltung und wiederholt diese Übung mit dem anderen Bein.

Es geht bei dieser Übung nicht um Geschwindigkeit, sondern um eine gute Haltung! Beide Figuren sind einige Male hintereinander auszuführen, mindestens 25 Mal, wer mehr schafft, macht auch mehr. Goldene Regel für alle Übungen: Wenn man denkt, man kann nicht mehr, sind noch drei Wiederholungen einzulegen!

Übung 5: Adé schlaffe Arme!

Jede Frau, insbesondere aber die mittleren Alters, hassen es, wenn das Gewebe am Oberarm zu hängen beginnt und bei beinahe jeder Bewegung Wackelpudding ähnelt. Um das zu verhindern bzw. wieder zu korrigieren gibt es jedoch auch eine Übung. Dafür gilt es, sich zwei Gewichte für jede Hand zu schnappen – das können leichte Gewichte bis 2,5 kg sein, aber auch etwas schwerere; die 10 kg sollten sie allerdings nicht übersteigen – und sich flach ausgestreckt auf den Boden zu legen. Ideale Unterlage ist hier wieder eine Isomatte, sie ist jedoch kein Zwang. Beide Gewichte müssen nun sehr gut festgehalten und jeweils neben den Ohren platziert werden. Von hier aus werden die Arme gleichzeitig nach oben gestreckt und langsam wieder zurück auf den Boden neben die Ohren gesenkt. Diese Übung wiederholt man solange bis ungefähr eine Minute vergangen ist. Wichtig: Wer hier merkt, dass die Gewichte zu schwer ausgewählt sind, steht auf, greift zu leichteren Gewichten und macht damit weiter. Ziel dieser Übung ist nicht, sich mit den Gewichten selbst das Gesicht zu zerschlagen! Andersrum gilt jedoch dasselbe: Die Gewichte sind zu leicht? Dann müssen schwerere ran. Am Ende der Minute muss das Gefühl entstehen, dass der Trizeps „brennt".

Übung 6: Der Frosch

Übung 6 eignet sich hervorragend als sportliche Einlage während des Intervallfastens, denn sie definiert die Innenseiten der Oberschenkel, den größten Muskel, den wir besitzen, nämlich den oberen Oberschenkelmuskel, den Po und sie fördert das Abnehmen durch Hüpfen.

Doch wie bekommt man diese straffen „Frosch-Schenkel"? Dafür schafft man sich zunächst Platz nach vorne, geht nun leicht in die Hocke als würde man auf einem Pferd sitzen (engl. „Horse-Stand"), hebt die Arme für die Balance auf Rippenhöhe und springt dann viermal nach vorne und viermal zurück. Während der einzelnen Sprünge dürfen die Beine nicht wesentlich durchgedrückt werden. Ziel ist es, sich wie ein Frosch vor und zurück zu bewegen. Dieses Vor und Zurück ist für mindestens eine Minute und dreimal am Tag durchzuführen.

Übung 7: Erweiterte Bicep-Curls

Die unter Männern wahrscheinlich beliebteste Sportübung heißt „Bicep-Curls", das schlichte Anwinkeln der Arme mit möglichst schweren Gewichten zu beiden Seiten. Für Übung 7 bedarf es jedoch keiner sonderlich schweren Gewichte, um Erfolge zu erzielen, denn sie ist erweitert. Für diese Übung nimmt man Gewichte zur Hand - das Gewicht kann je nach Bedarf individuell angepasst werden, ggf. können auch wieder gefüllte Wasserflaschen herhalten.

Wer keine Hanteln hat und wem Wasserflaschen nicht schwer genug sind, kann leere Flaschen auch mit Sand oder kleinen

Kieselsteinen füllen -, macht einen leichten Ausfallschritt nach vorne und winkelt zunächst beide Arme gleichzeitig vor dem

Körper an. Von hier aus geht es jedoch nicht direkt wieder nach unten mit den Armen, sondern sie werden auf Schulterhöhe gehoben. Oberarme und Schultern bilden nun eine Linie. Und auch jetzt ist die Übung noch nicht beendet. Von hier aus werden die Gewichte nun nach oben über den Kopf gedrückt. Beide Arme sind nun wieder zurück auf Schulterhöhe zu heben und der Bicep-Curl zu vollenden. Diese Figur muss solange wiederholt werden, bis kenntlich wird, dass nichts mehr geht. Ein Hohlkreuz ist an dieser Stelle wieder das deutlichste Anzeichen dafür, aufzuhören.

Übung 8: Erweiterte Jumping-Jacks

Wir alle kennen noch den „Hampelmann" aus dem Schulsportunterricht. Die im Englischen „Jumping Jacks" genannte Übung kann jedoch erweitert werden und wird damit zur ultimativen Übung für Beine, Bauch, Po und Arme. Sie ist also ein wahrer Allrounder und eignet sich aufgrund ihrer kurzen Ausführungszeit prima für das Intervallfasten.

Die Übung beginnt so, wie wir reguläre Jumping Jacks kennen. Wir spreizen also springend Arme und Beine von uns und springen in die Ursprungshaltung zurück. Nach der fünften Wiederholung legen wir die Hände jedoch verschränkt an den Hinterkopf und gehen tiefer beim Springen. Die Beine müssen im Sprung nun leicht angewinkelt, der Trainierende im wahrsten Sinne des Wortes in die Knie gehen und so weiterspringen. Wer diese Übung noch ein bisschen anspruchsvoller gestalten möchte, kann die Arme, statt sie an den Hinterkopf zu legen, möglichst durchgestreckt in die Höhe über den Kopf halten. Übung 8 ist für mindestens 45 Sekunden durchzuführen. Wer glaubt, noch mehr zu schaffen, macht selbsterklärend mehr.

4. Mögliche Nebenwirkungen während des Intervallfastens

Kann etwas, das gesund ist, eigentlich Nebenwirkungen haben? Ja, kann es, doch diese Nebenwirkungen sind i. d. R. kein Warnzeichen dafür, unbedingt damit aufzuhören. Im Folgenden werden nun mögliche Nebenwirkungen des Intervallfastens und wodurch sie bedingt sind, erläutert.

Hunger

Die Nebenwirkung, die sich wohl zu allererst breitmachen wird, ist ein häufiges und manchmal auch lang anhaltendes Hungergefühl, wobei das je nach Fasten-Methode unterschiedlich intensiv ist. Wer sich dem Suppen- oder Saftfasten widmet, hat beispielsweise nicht so oft und so lange Hunger wie jemand, der das Heilfasten vorzieht. Dass überhaupt ein Hungergefühl eintritt, liegt aber nicht an der neuen Ernährungsform, denn vielmehr an alten Essgewohnheiten. Wer vorher ein bestimmtes Pensum an Fett, Zucker und Kohlenhydraten genossen hat, mutet seinem Körper mit dem Intervallfasten natürlich etwas zu, indem er ihm bestimmte Nahrungsbestandteile vorenthält. In aller Regel legt sich das Hungergefühl jedoch nach einer Woche konsequentem Intervallfasten wieder.

Kopfschmerzen

Die Nebenwirkung, die gleich nach dem Hungergefühl am zweithäufigsten auftritt, sind Kopfschmerzen. Sie treten besonders häufig beim Heilfasten auf, sind aber auch regelmäßig Folge von allen anderen Fasten-Methoden. Grund dafür ist der geringe Zuckeranteil, der beim Fasten berücksichtigt wird. Einzig beim Saftfasten ist die Wahrscheinlichkeit, häufig über Kopfschmerzen zu klagen, relativ gering, da Zucker hier über die im Obst enthaltene Fructose aufgenommen werden kann und damit dem Gehirn ausreichend Energie liefert.

Konzentrationslosigkeit

Aus dem gleichen Grund, weshalb Intervallfastende häufig über Kopfschmerzen klagen, beschweren sie sich auch über Konzentrationslosigkeit. Auch hier ist der geringe Anteil an Zucker Ursache für die mögliche Nebenwirkung.

Schwächegefühl

In den ersten Tagen des Intervallfastens mag die eigene Kraft häufig noch nicht einmal zum Aufstehen reichen. Selbst der Gang vom Schreibtisch in die Küche scheint bereits eine Zumutung zu sein. Grund dafür sind die während des Intervallfastens typisch geringe Menge an Kohlenhydraten, die Intervallfastende zu sich nehmen. Sie liefern dem Körper gemeinsam mit Zucker Energie. Wird die Menge an Kohlenhydraten und Zucker wie beim Intervallfasten reduziert, kann ein allgemeines Schwächegefühl die Folge sein.

Durchfallbeschwerden

Eine weitere Nebenwirkung, die jedoch nur sehr selten auftritt, sind Durchfallbeschwerden. Insbesondere wer sich für eine „flüssige Form“ des Intervallfastens entscheidet kann in dieser Hinsicht Probleme bekommen, weil sich der Körper von fester auf Flüssignahrung umstellen muss und zunächst „irritiert“ ist. Sollte diese Nebenwirkung auftreten, legt sie sich aber auch nach spätestens einer Woche wieder.

Beeinträchtigung der Hautflora

Einige Fastenmethoden, nämlich die, die feste Nahrung erlauben, können beliebig lange durchgeführt werden. Mit dem Heilfasten ist jedoch nicht zu scherzen. Wer meint, durch übermäßig langes Heilfasten noch größere Erfolge hinsichtlich des Abnehmens erzielen zu müssen, muss auch mit Beeinträchtigungen rechnen. Darunter fällt eine Beeinträchtigung der Hautflora. Die verändert sich mit der Länge des Intervallfastens nämlich und sorgt dafür, dass sich Bakterien in ihr besonders wohl fühlen. Die Folge sind verstopfte Talgdrüsen, Mitesser und unschöne entzündliche Pickel.

5. Rezepte fürs Frühstück

5.1 Kraft-Frühstück

Portionen: 1 Portion
Zeitaufwand: 5-10 Minuten
Nährwertangaben: ca. 400 kcal

Zutaten:

6 EL Naturjoghurt
4 Eier
3 EL Haferflocken
1 Tomate
1 Paprika, gewürfelt
1 Handvoll Eisbergsalat
Salz, Pfeffer, Paprikapulver

Zubereitung:

1. 3 der Eier vom Eigelb befreien und Eiweiß gemeinsam mit dem vierten Ei in eine Tasse füllen. Alles mit Salz, Pfeffer, Paprikapulver und Haferflocken vermengen.
2. Die Mischung nun in einer Pfanne wie Pfannkuchen anbraten und wieder herausnehmen. Den Naturjoghurt und das gewürfelte Gemüse darauf verteilen und servieren.

5.2 Deftiges Rührei

Portionen: 1 Portion
Zeitaufwand: 10 Minuten
Nährwertangaben: ca. 450 kcal

Zutaten:

6 Eier
1 Tomate
1/2 Zwiebel
1 Handvoll Schinken, gewürfelt
Messerspitze Butter
Salz, Pfeffer, Currypulver

Zubereitung:

1. Gewürfelte Zwiebel in etwas Butter andünsten, Tomate und Schinken würfeln und mit braten. Eier in einer Schüssel vermengen und in die Pfanne geben.
2. Abschließend alles mit Salz, sowie Pfeffer und Currypulver abschmecken.

5.3 Sportler-Joghurt

Portionen: 1 Portion
Zeitaufwand: 5 Minuten
Nährwertangaben: ca. 250 kcal

Zutaten:

150 g Naturjoghurt
150 g Quark Magerstufe
1 Apfel
1 Banane
40 g Haferflocken
1 Handvoll Nüsse
1 Packung Heidelbeeren

Zubereitung:

1. Quark und Joghurt miteinander vermengen und Haferflocken dazu mischen. Apfel und Banane klein schneiden und ebenfalls unterheben. Nüsse nach Belieben zerkleinern und unter die Mischung geben.
2. Abschließend die Heidelbeeren unterheben. Je nach Belieben kann zwischen verschiedenen Obstsorten gewählt werden. Bei Bedarf mit etwas Honig süßen.

5.4 Apfel-Möhren-Püree

Portionen: 2 Portionen
Zeitaufwand: 20 Minuten
Nährwertangaben: ca. 150 kcal

Zutaten:

350 g Karotten
2 Äpfel
10 g Ingwer
1 Vanilleschote
2 EL Himbeeren
1 EL Mandelmus

Zubereitung:

1. Karotten, Äpfel und Ingwer in Stücke schneiden und gemeinsam mit der Vanilleschote in einem Topf mit 200 ml Wasser für 10 Minuten kochen. Vanilleschote entfernen, alles pürieren und Mandelmus unterheben.
2. Nach dem Befüllen des Tellers mit Himbeeren dekorieren.

5.5 Bananen-Quark

Portionen: 2 Portionen
Zeitaufwand: 5 Minuten
Nährwertangaben: ca. 500 kcal

Zutaten:

500 g Quark Magerstufe
2 Bananen
100 ml Milch
20 g Schokostreusel
Honig

Zubereitung:

1. Quark und Milch miteinander vermengen, etwas Honig zum Süßen unterrühren und geschnittene Bananenstückchen dazu mischen.
2. Die Masse auf zwei Schalen verteilen und nach eigenem Wunsch mit Schokostreuseln dekorieren.

5.6 Joghurt-Müsli

Portionen: 1 Portion
Zeitaufwand: 5 Minuten
Nährwertangaben: ca. 200 kcal

Zutaten:

1 Apfel
½ Handvoll Rosinen
3 EL Magerjoghurt
1 EL Haferflocken
1 EL Müsli
1 EL Honig
1 TL Leinsamen
Etwas Milch

Zubereitung:

1. Magerjoghurt, Haferflocken, Müsli, Leinsamen, Milch und Honig miteinander in einer kleinen Schale vermengen. Den gewaschenen und geschnittenen Apfel mitsamt Rosinen dazugeben.
2. Die Joghurtspeise kann entweder sofort genascht werden oder kühl am nächsten Morgen.

5.7 Protein-Pancakes

Portionen: 2 Portionen
Zeitaufwand: 15 Minuten
Nährwertangaben: ca. 700 kcal

Zutaten:

4 Eier
200 g Frischkäse
50 g Sojamehl
100 g Beeren gemischt
2 EL Proteinpulver

Zubereitung:

1. Mit einem Mixer Frischkäse und Eier vermengen und das Sojamehl langsam dazugeben. Zum Süßen 2 EL Proteinpulver mit der Masse vermengen (alternativ auch Honig möglich).
2. Die Masse in der Pfanne anbraten, herausnehmen und mit Beeren garnieren.

5.8 Champignon-Aufstrich

Portionen: 2 Portionen
Zeitaufwand: 15 Minuten
Nährwertangaben: ca. 130 kcal

Zutaten:

250 g Quark
200 g Champignons
3 Knoblauchzehen
1 Zwiebel
Thymian, Cayennepfeffer
Salz, Pfeffer

Zubereitung:

1. Champignons, Zwiebel und Knoblauch klein schneiden, auf ein Backblech mit Backpapier legen und für 12 Minuten auf höchster Stufe in den Backofen schieben.
2. Anschließend herausnehmen, das Gemüse möglichst fein schneiden, mit Quark vermengen und mit Thymian, Cayennepfeffer, Salz und Pfeffer abschmecken. Schmeckt am besten auf selbstgebackenem Low-Carb Brot.

5.9 Apfel-Mandel-Pfannkuchen

Portionen: 2 Portionen
Zeitaufwand: 20 Minuten
Nährwertangaben: ca. 380 kcal

Zutaten:

100 ml Magermilch
60 g Proteinpulver
25 ml Rapsöl
20 g Weizenkleie
20 g Leinsamen
10 g Vollkornmehl
1 Apfel
Süßstoff
Backpulver
Zimtpulver
Vanille-Aroma

Zubereitung:

1. Apfel waschen und kleinraspeln. Mit den weiteren Zutaten zu einem Teig vermengen und mit ein bisschen Rapsöl in einer Kochpfanne von beiden Seiten goldbraun anbraten.
2. Kleiner Tipp: ist die Menge zu flüssig, kann nach Bedarf mehr Proteinpulver hinzugegeben werden.

5.10 Vollkornrisotto mit Zwetschgen

Portionen: 2 Portionen
Zeitaufwand: 40 Minuten
Nährwertangaben: ca. 350 kcal

Zutaten:

400 ml Wasser
1 Tasse Vollkornreis
15 Zwetschgen entsteint
4 EL Roggenflocken
2 Vanilleschoten
1 Prise Kardamom

Zubereitung:

1. Entsteinte Zwetschgen, Vollkornreis, Vanilleschoten, Kardamom und Zimt in einen Schnellkochtopf geben und für 20 Minuten bei geringer Hitze köcheln lassen.
2. Vanilleschoten nun entfernen, Roggenflocken hinzugeben und bei ständigem Rühren weitere 10 Minuten kochen lassen. Warm und kalt genießbar!

6 Mittagessen

6.1 Fettarme Bratkartoffeln

Portionen: 2 Portionen
Zeitaufwand: 30 Minuten
Nährwertangaben: ca. 300 kcal

Zutaten:
500 g Kartoffeln
1 EL Olivenöl
1 Zwiebel
Majoran
Kümmel
Speck

Zubereitung:

1. Kartoffeln erst kochen, pellen, auskühlen lassen und dann in Scheiben schneiden. Kartoffelscheiben in etwas Öl anbraten. Währenddessen eine Zwiebel schneiden und dazugeben.
2. Wahlweise außerdem Speck in die Koch-Pfanne geben. Alles mit Gewürzen abschmecken – Guten Appetit!

6.2 Kartoffel-Paprika-Teller

Portionen: 1 Portion
Zeitaufwand: 30 Minuten
Nährwertangaben: ca. 290 kcal

Zutaten:

300 g Paprika gelb
200 g Kartoffeln geschält
150 g Zwiebeln
1 Knoblauchzehe
1 TL Rapsöl
Salz und Pfeffer

Zubereitung:

1. Zuerst die geschälten und gewürfelten Kartoffeln in eine mit Rapsöl beschichtete Pfanne geben und kurz anbraten. In der Zwischenzeit Paprika, Zwiebel und Knoblauch würfeln und dazu geben.
2. Bei geringer Hitze für 15 Minuten garen lassen – fertig!

6.3 Frühlings-Auflauf

Portionen: 1 Portion
Zeitaufwand: 30 Minuten + Backzeit
Nährwertangaben: ca. 350 kcal

Zutaten:

300 g Kartoffeln geschält
2 Zwiebeln rot
2 Knoblauchzehen
1 Salatgurke
1 EL Dill
1 TL Rapsöl
Salz und Pfeffer

Zubereitung:

1. Die Gurke waschen, in Scheiben schneiden, etwas Salz dazugeben und alles ziehen lassen. Nun die Kartoffeln schälen, in Scheiben schneiden und mit gewürfeltem Knoblauch und geschnittener Zwiebel für 15-20 Minuten goldbraun anbraten. Gurkenwasser abgießen und die Gurken mit zu den Kartoffeln geben.
2. Alles zudecken und 10-15 Minuten ziehen lassen. Abschließend alles mit Gewürzen abschmecken.

6.4 Zucchini-Pizza

Portionen: 2 Portionen
Zeitaufwand: 45 Minuten
Nährwertangaben: ca. 340 kcal

Zutaten:

600 g Zucchini
400 g Karotten
100 g Kochschinken
50 g Käse gerieben
1 Dose Tomaten
½ Dose Champignons
2 Eier
2 EL Mehl
Knoblauch
Oregano

Zubereitung:

1. Für den Teig Zucchini und Karotten raspeln und mit Eiern und Mehl vermengen. Alles mit Knoblauch, Salz und Pfeffer abschmecken und auf ein Backblech mit Backpapier ausrollen. Für eine Stunde bei 250°C backen.
2. In einem Topf die Tomaten mit Oregano, Salz und Pfeffer erhitzen und damit sowie mit den übrigen Zutaten den Teig bedecken. Alles für weitere 15 Minuten in den Ofen geben.

6.5 Gemüse-Reis

Portionen: 1 Portion
Zeitaufwand: 30 Minuten
Nährwertangaben: ca. 450 kcal

Zutaten:

300 ml Gemüsebrühe
250 g Karotten
100 g Reis
80 g Lauchzwiebeln
2 EL Apfel-Meerrettichsauce
1 TL Rapsöl
1 Prise Zucker
Salz, Pfeffer

Zubereitung:

1. Reis in einer Pfanne mit Rapsöl kurz anbraten, Gemüsebrühe hinzugeben und köcheln lassen. Währenddessen Karotten schneiden und mit einer Prise Zucker in die Pfanne geben. Bei geringer Hitze nun 10 Minuten weiterköcheln lassen.
2. Unterdessen Lauchzwiebeln in dünne Röllchen schneiden, zu der Reismischung geben und weitere 10 Minuten garen. Abschließend die Apfel-Meerrettichsauce und Gewürze hinzugeben.

6.6 Gnocchi mit roter Bete

Portionen: 1 Portion
Zeitaufwand: 35 Minuten
Nährwertangaben: ca. 470 kcal

Zutaten:

300 g Rote Bete
200 g Gnocchi
2 TL Parmesan-Öl
Etwas Kresse
Salz und Pfeffer

Zubereitung:

1. Gnocchi erst nach Packungsanweisung kochen, abgießen und in einer Pfanne knusprig braten. In einer anderen Pfanne die in Scheiben geschnittene rote Bete legen, im Parmesan-Öl dünsten und würzen.
2. Rote Bete und Gnocchi auf einen Teller geben und mit Salz, Pfeffer und Kresse bestreuen.

6.7 Bratwurst mit Tomaten

Portionen: 1
Zeitaufwand: 20 Minuten
Nährwertangaben: ca. 510 kcal

Zutaten:

500 g Tomaten
150 g Bratwürste
1 EL Rapsöl
Chiliflocken
Salz und Pfeffer

Zubereitung:

1. Das Grüne der Tomaten heraus und die Tomaten in Scheiben schneiden. Bratwürste in einer mit Rapsöl beschichteten Pfanne anbraten, an den Rand schieben und die Tomatenscheiben in derselben Pfanne bei geringerer Hitze dünsten.
2. Alles mit Gewürzen abschmecken – Guten Appetit!

6.8 Rote Linsen-Gemüsebrei

Portionen: 2 Portionen
Zeitaufwand: 20 Minuten
Nährwertangaben: ca. 550 kcal

Zutaten:

800 ml Wasser
500 g Knollensellerie
200 g Karotten

100 g Linsen rot
100 g Dinkelvollkornnudeln
1 Zwiebel
1 Knoblauchzehe
1 Stück Ingwer
1 Bund Petersilie
1 Prise Korianderpulver
1 Prise Paprikapulver scharf
1 TL Salz
1 TL Kurkuma
Pfeffer

Zubereitung:

1. Gewürfeltes Knollensellerie, kleingehackte Möhren und Zwiebel mit den roten Linsen in einen Topf mit Wasser geben. Ingwer, Petersilie und Knoblauchzehe fein hacken und ebenfalls dazu geben. Alles miteinander für 10 Minuten kochen lassen und parallel in einem anderen Topf die Dinkelvollkornnudeln kochen.

2. Gemüse, wenn es weich ist, pürieren, das Wasser der Nudeln abgießen und abschließend alles miteinander vermengen. Würzen und fertig!

6.9 Pasta

Portionen: 1 Portion
Zeitaufwand: 20 Minuten
Nährwertangaben: ca. 400 kcal

Zutaten:

500 g Tomaten
130 g Dinkelvollkornnudeln
1 Knoblauchzehe
1 Handvoll Petersilie gehackt
1 TL Pfeffer
1 TL Paprikapulver
1 TL Piment gemahlen
Salz

Zubereitung:

1. Tomaten würfeln und in einem Topf für 5 Minuten bei niedriger Hitze kochen. Knoblauch und Petersilie hacken und zu den Tomaten geben, dann weitere 5 Minuten kochen. Alles mit Gewürzen abschmecken.
2. Parallel dazu die Vollkornnudeln kochen. Wenn diese fertig sind, die Nudeln in die Gemüsesuppe geben und noch einmal 2 Minuten mit köcheln.

6.10 Scharfes Gulasch

Portionen: 4 Portionen
Zeitaufwand: 40 Minuten
Nährwertangaben: ca. 550 kcal

Zutaten:

500 ml Tomatenmark
400 g Rindersteak
4 Knoblauchzehen
3 Karotten
2 Zwiebeln
1 Paprika rot
1 EL Olivenöl
3 Messerspitzen Chilipulver
1 TL Paprikapulver edelsüß
1 TL Thymian
1 Messerspitze Kreuzkümmel

½ TL Honig
Salz

Zubereitung:

1. Rindersteak würfeln und scharf in Olivenöl anbraten. Unterdessen Knoblauch und Zwiebeln in Stücke schneiden und ebenfalls goldbraun braten. Tomatenmark, geschnittene Paprika und Karotten mitsamt Honig dazu geben und bei niedriger Hitze für 30 Minuten köcheln lassen.

2. Alles mit Gewürzen abschmecken und am besten erst am nächsten Tag aufwärmen und genießen.

7. Abendessen

7.1 Pellkartoffeln mit Kräuterquark

Portionen: 2 Portionen
Zeitaufwand: 25 Minuten
Nährwertangaben: ca. 290 kcal pro Portion

Zutaten:

1 kg Kartoffeln
500 g Quark Magerstufe
4 Radieschen
1 EL Senf
1/2 Bund Schnittlauch
Zitronensaft
Kresse
Salz und Pfeffer

Zubereitung:

1. Kartoffeln kochen und unterdessen den Quark mit Zitronensaft, Kresse, gehacktem Schnittlauch, Senf, Salz, Pfeffer und geraspelten Radieschen gut durchmischen.
2. Kartoffeln aus dem Wasser nehmen, schälen und mit dem selbstgemachten Quark genießen.

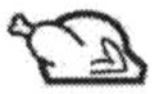

7.2 Hähnchenbrust und Gemüse

Portionen: 2 Portionen
Zeitaufwand: 25 Minuten
Nährwertangaben: ca. 270 kcal pro Portion

Zutaten:

500 g Hähnchenbrustfilets
125 ml Gemüsebrühe
2 Paprika
2 Knoblauchzehen
2 EL Sojasauce
1 Zwiebel
1 Stück Ingwer
1 Bund Lauchzwiebeln
Mineralwasser
Salz und Pfeffer

Zubereitung:

1. Gemüsebrühe mit Sojasauce verrühren, Knoblauch und Ingwer in feine Stücke hacken und dazu geben. Hähnchenbrustfilets in der Mischung marinieren und in einer mit etwas Mineralwasser beschichteten Pfanne kurz anbraten.
2. Gemüse waschen und schneiden und dann zu dem Hähnchen in die Pfanne geben. Alles kurz garen lassen, mit Salz und Pfeffer abschmecken – fertig ist das proteinreiche und fettarme Abendessen!

7.3 Herzhafte Pfannkuchen

Portionen: 1 Portion
Zeitaufwand: 20 Minuten
Nährwertangaben: ca. 80 kcal

Zutaten:

2 EL Magerquark
2 Eier
1,5 EL Weizenkleie
1,5 EL Haferkleie
1 EL Basilikum
1/2 TL Olivenöl
Paprikapulver
Salz und Pfeffer

Zubereitung:

1. Alle Zutaten mit Ausnahme des Olivenöls miteinander zu einem Teig vermengen. Pfanne mit Olivenöl bestreichen und Teig wie Pfannkuchen von beiden Seiten goldbraun backen.
2. Bei Bedarf können auch andere Gewürze wie beispielsweise Knoblauchpulver oder Oregano verwendet werden.

7.4 Kohlrabi-Pommes

Portionen: 1 Portion
Zeitaufwand: 15 Minuten + Backzeit
Nährwertangaben: ca. 70 kcal

Zutaten:

1 Kohlrabi groß
1 TL Olivenöl
Pommesgewürz
Currypulver

Zubereitung:

1. Ofen auf 200 Grad vorheizen. Kohlrabi schälen, in Streifen schneiden, in eine Schüssel geben und mit Olivenöl beträufeln. Die Kohlrabistreifen nun auf ein Backblech mit Backpapier legen und für 25 Minuten backen.
2. Solange sie noch heiß sind mit Pommesgewürz und Currypulver bestreuen; alternativ Paprikapulver verwenden.

7.5 Paprika-Nudeln

Portionen: 4 Portionen
Zeitaufwand: 30 Minuten
Nährwertangaben: ca. 400 kcal

Zutaten:

500 g Nudeln
3 Paprika
2 Pck. Kochschinken
1 Zwiebel
1 Becher saure Sahne
1 EL Olivenöl
Paprikapulver
Salz und Pfeffer

Zubereitung:

1. Paprika, Schinken und Zwiebel würfeln und in etwas Olivenöl anbraten. Alles mit Paprikapulver würzen sowie mit Salz und Pfeffer abschmecken. 15 Minuten bei geringer Temperatur schmoren und derweil Nudeln kochen.
2. Fertige Nudeln mit saurer Sahne vermengen und die Masse schließlich mit dem geschmorten Gemüse vermischen. Guten Appetit!

7.6 Chicorée-Rollen

Portionen: 4 Portionen
Zeitaufwand: 15 Minuten + Backzeit
Nährwertangaben: ca. 160 kcal

Zutaten:

500 ml Milch
200 g Gouda
130 g Schmelzkäse
4 Scheiben Kochschinken
4 Chicorée
1 Tüte Sauce Hollandaise
Essig
Muskat gerieben
Salz und Pfeffer

Zubereitung:

1. Den Strunk des Chicorées entfernen und in einem Topf mit Salzwasser und wenig Essig kochen bis er durch ist. Anschließend den Chicorée aus dem Topf nehmen, mit Kochschinken umwickeln und in eine Auflaufform legen. In einem separaten Topf nun Milch, Schmelzkäse, Muskat, Salz und Pfeffer erwärmen, die Sauce Hollandaise dazu geben, alles gut verrühren und über den Chicorée in der Auflaufform gießen.
2. Mit Gouda bestreuen bzw. belegen und dann die Auflaufform bei 170°C für 25 Minuten in den Ofen schieben.

7.7 Zucchini-Kartoffelauflauf

Portionen: 3 Portionen
Zeitaufwand: 20 Minuten + Backzeit
Nährwertangaben: ca. 450 kcal

Zutaten:

600 g Kartoffeln
300 g Tatar
180 g Zucchini
100 g Tomaten
100 ml Sahne
70 g Käse gerieben
50 ml Milch
2 Eier
1 EL Margarine
Muskat
Salz und Pfeffer

Zubereitung:

1. Zunächst die Kartoffeln kochen. Währenddessen das Tatar in einer Pfanne mit Margarine braten bis es krümelig ist. Danach die Tomaten und Zucchini waschen und in Scheiben schneiden. Die gekochten Kartoffeln jetzt abgießen, schälen und ebenfalls in Scheiben schneiden. Den Ofen auf 180°C vorheizen.
2. In einer Auflaufform nun Kartoffeln und Gemüse abwechselnd aufeinander schichten und abschließend mit Tatar bestreuen. In einer kleinen Schlüssel nun nur

noch Milch, Sahne und Eier verquirlen, mit Muskat, Salz und Pfeffer würzen, alles über den Auflauf verteilen und für 25 Minuten backen.

7.8 Knödeltaler

Portionen: 6 Portionen
Zeitaufwand: 35 Minuten
Nährwertangaben: ca. 390 kcal

Zutaten:

300 ml Gemüsebrühe
250 g Kochschinken
200 ml Wasser
180 g Schmelzkäse
2 Pakete Knödel
2 EL Butter
2 Zwiebeln
1 EL Margarine
1 Bund Schnittlauch
Salz und Pfeffer

Zubereitung:

1. Die Knödel wie auf der Packungsangabe beschrieben vorbereiten. Zwiebeln, Schnittlauch und Schinken nun in Stücke oder nach Wahl in Streifen schneiden und alles in einer Pfanne mit Margarine dünsten.
2. Mit Salz und Pfeffer abschmecken, Gemüsebrühe und Wasser dazu gießen und ggf. noch mal würzen. Fertige Knödel nun zu Scheiben schneiden und kurz in wenig Butter in der Pfanne backen. Alles gemeinsam servieren.

7.9 Gemüsepfanne

Portionen: 3 Portionen
Zeitaufwand: 25 Minuten
Nährwertangaben: ca. 460 kcal pro Portion

Zutaten:

350 g Hähnchenbrust
350 g Lauch
200 g Karotten
200 g Frischkäse
200 ml Gemüsebrühe
150 g Zuckerschoten
150 g Basmati
1 EL Margarine
Cayennepfeffer
Salz

Zubereitung:

1. Karotten, Lauch und Zuckerschoten waschen, schneiden und dann für 3 Minuten mit der Brühe blanchieren. Flüssigkeit des Gemüses mit einem Sieb auffangen und Gemüse erst einmal zur Seite stellen. Das Hähnchen nun ebenfalls schneiden und mit Margarine, Salz und Pfeffer scharf anbraten.
2. Das Gemüse kurz dazu geben und mit braten. Abschließend die Gemüsebrühe dazu gießen, den Frischkäse unterrühren und schon kann das Abendessen serviert werden.

8. Fischgerichte

8.1 Fischfilet mit buntem Gemüse

Portionen: 1 Portion
Zeitaufwand: 20 Minuten + Koch- und Backzeit
Nährwertangaben: ca. 380 kcal

Zutaten:

200 g Seehecht-Filets
100 g Cocktailtomaten
80 g Lauchzwiebeln
1 Zwiebel
2 Knoblauchzehen
1 Apfel
1 EL Balsamicocreme
½ Zitrone
1 TL Rapsöl

Chiliflocken
Salz und Pfeffer

Zubereitung:

1. Seehechtfilets bei mittlerer Hitze in einer Pfanne mit Öl braten. Apfel würfeln, Zitrone auspressen und mit dem Saft die Apfelstückchen in einer Schüssel beträufeln. Tomaten, Lauchzwiebel, Zwiebel und Knoblauch würfeln und zu den Apfelstückchen geben.

2. Balsamicocreme dazugeben und alles mit Gewürzen wie z. B. Chiliflocken abschmecken. Auf einem Teller gemeinsam mit dem Seehechtfilet anrichten.

8.2 Fischfilet auf Blattspinat

Portionen: 1 Portion
Zeitaufwand: 20 Minuten
Nährwertangaben: ca. 200 kcal

Zutaten:

150 g Lachsfilet
170 g Blattspinat
1/2 TL Gemüsebrühe
1/2 TL Olivenöl
Wasser
Salz und Pfeffer

Zubereitung:

1. Wasser mit Gemüsebrühe aufkochen und Blattspinat hinzugeben (Blattspinat ggf. vorher auftauen oder Stiele entfernen). Spinat etwa 10 Minuten köcheln lassen. In einer Pfanne den Lachs mit etwas Öl anbraten und würzen. Servieren und fertig ist das Omega 3 reiche Abendmahl!
2. Kleiner Tipp: Nach dem Braten kann der Fisch noch einmal für 5 Minuten mitsamt verschiedenen Kräutern in Alufolie gewickelt werden, um diese durchziehen zu lassen!

8.3 Fischpfanne

Portionen: 2 Portionen
Zeitaufwand: 20 Minuten
Nährwertangaben: ca. 220 kcal

Zutaten:

300 g Seelachs
150 ml Brühe
100 g Blumenkohl
2 EL Zitronensaft
1 Porreestange
1 Karotte
1 Zwiebel
1 EL Olivenöl
Dill
Petersilie
Salz und Pfeffer

Zubereitung:

1. Seelachs waschen und würfeln, mit Zitronensaft beträufeln und danach Porree, Karotte und Blumenkohl in mundgerechte Stücke zerlegen. Zwiebel schneiden und in etwas Olivenöl anbraten, das geschnittene Gemüse dazu geben und 5 Minuten bei geringer Hitze braten. Brühe, Salz und Pfeffer hinzugeben, den Fisch in die Brühe legen und dann alles für 15 Minuten garen.
2. Abschließend alles vor dem Servieren mit Dill und Petersilie dekorativ bestreuen.

8.4 Kabeljau süß-sauer

Portionen: 1 Portion
Zeitaufwand: 25 Minuten
Nährwertangaben: ca. 260 kcal

Zutaten:

125 g Kabeljaufilet
2 EL Ketchup
1 EL Mineralwasser
1 Zwiebel
1 Kartoffel
1 Paprika
½ Apfel
Zitronensaft
Sambal Olek
Salz und Pfeffer

Zubereitung:

1. Das in mittelgroße Stücke geschnittene Fischfilet mit Pfeffer und Zitronensaft würzen, in etwas Mineralwasser braten und dann zunächst zur Seite stellen.
2. Nun Alles Obst und Gemüse würfeln, im Wasser kurz garen und mit Sambal Olek, Ketchup, Salz und Pfeffer würzen. Dann nur noch servieren und fertig!

9. Vegetarische Rezepte

9.1 Chia-Zwischenmahlzeit

Portionen: 1 Portion
Zeitaufwand: 5-15 Minuten
Nährwertangaben: ca. 230 kcal

Zutaten:

1 Banane
200 ml Sojamilch
20 g Chia-Samen

Zubereitung:

1. Banane in Stücke schneiden und gemeinsam mit der Sojamilch und den Chia-Samen in einen verschließbaren Behälter geben.
2. Alles für 10 Minuten in den Kühlschrank stellen und kühl genießen.

Kleiner Tipp: Wer die feste Konsistenz nicht mag, kann die Chia-Samen über Nacht in der Sojamilch quellen lassen und am Morgen die Banane hinzugeben.

9.2 Low Carb Milchreis

Portionen: 1 Portion
Zeitaufwand: 20 Minuten
Nährwertangaben: ca. 100 kcal

Zutaten:

200 g Blumenkohl
50 ml Kokos- oder Mandelmilch
50 g Quark Magerstufe
1 Vanilleschote (Mark)
Süßstoff flüssig

Zubereitung:

1. Blumenkohl waschen, pürieren und mit Milch und Vanillemark zum Kochen in einen Topf geben. Hat die Masse die gewünschte Konsistenz erreicht, den Topf vom Herd nehmen und den Quark untermischen. Alles mit Zimt und flüssigem Süßstoff abschmecken. Anstelle des Zimts können auch Früchte verwendet werden.
2. Wer etwas Bissfestes in seinem Essen möchte, kann den Blumenkohl nicht ganz fein pürieren und anstelle des Quarks fettarmen Naturjoghurt nehmen.

9.3 Grießbrei

Portionen: 2 Portionen
Zeitaufwand: 10 Minuten
Nährwertangaben: ca. 250 kcal

Zutaten:

400 ml Sojamilch
180 ml Wasser
50 g Dinkel-Vollkorngrieß
2 g Johannisbrotkernmehl
1 Prise Zimtpulver
1 Prise Salz
1 Apfel
Süßstoff flüssig

Zubereitung:

1. Sojamilch und Johannisbrotkernmehl in einem Topf erwärmen sowie Grieß und eine Prise Salz unter Rühren dazu geben. An dieser Stelle bereits mit etwas flüssigem Süßstoff abschmecken.
2. Den Brei nun für 5 Minuten erwärmen (Er darf nicht kochen und sollte ständig umgerührt werden!) Topf dann von der Herdplatte nehmen, einen Apfel in einer Schale mit etwas Wasser pürieren, den Grieß servieren und den Apfelmus als Kompott verwenden. Alles mit Zimt bestreuen – fertig!

9.4 Rucolacreme-Gnocchi

Portionen: 1 Portion
Zeitaufwand: 35 Minuten + Kochzeit
Nährwertangaben: ca. 390 kcal

Zutaten:

200 g Kartoffeln
100 g Rucola
100 ml Gemüsebrühe
50 g Vollkornmehl
1 Zwiebel
1 Knoblauchzehe
1 EL Parmesan gerieben
1 TL Pflanzencreme
½ EL saure Sahne
Salz

Zubereitung:

1. Zunächst die Kartoffeln schälen, für 15 Minuten kochen lassen, stampfen, Mehl dazu kneten, alles in Alufolie wickeln und bei Zimmertemperatur ruhen lassen. In einem Topf nun gehackte Zwiebel und fein geschnittenen Knoblauch andünsten und Rucola mit Brühe dazu geben.
2. Alles muss für 10 Minuten bei geringer Temperaturzufuhr kochen. In einem anderen Topf jetzt 1 TL Salz mit 750 ml Wasser kochen und währenddessen aus dem Kartoffel-Mehl-Teig Röllchen

formen. Die Röllchen nun in ca. 2 cm dicke Stücken schneiden und mit Hilfe einer Gabel platt drücken, so dass sich kleine Rillen im Teig bilden.

3. Diese nun ins Salzwasser legen und bei kleiner Hitze für 15 Minuten ziehen lassen. Unterdessen die Rucolamischung pürieren und die saure Sahne hinzu mischen. Die Gnocchi aus dem Salzwasser nehmen, mit der Rucolasauce servieren und mit etwas Parmesan bestreuen.

9.5 Maisgemüse

Portionen: 4 Portionen
Zeitaufwand: 15 Minuten
Nährwertangaben: ca. 120 kcal pro Portion

Zutaten:

150 g Paprika
2 Dosen Mais
2 EL Sahne
1 Zwiebel
1 EL Margarine
1 TL Gemüsebrühe
Cayennepfeffer
Knoblauchpulver
Wasser
Salz

Zubereitung:

1. Margarine in einem Topf erhitzen, die Zwiebel und die Paprika schneiden und alles im Topf kurz andünsten. Die Flüssigkeit aus den Mais-Dosen abgießen und den Mais mit in die Pfanne geben.
2. Mit Gemüsebrühe nach ca. 5 Minuten Dünsten aufgießen, Sahne dazu geben und mit Gewürzen abschmecken.

9.6 Gebackener Schafskäse

Portionen: 1 Portion
Zeitaufwand: 30 Minuten
Nährwertangaben: ca. 110 kcal

Zutaten:

1 Scheibe Schafskäse
2 EL Kräuter der Provence
2 EL Olivenöl
2 Tomaten
1 Zwiebel
1 Paprikaschote
1 Peperoni mild
Salz und Pfeffer

Zubereitung:

1. Ofen auf 200°C vorheizen. Den Schafskäse in eine kleine Auflaufform legen, alles Gemüse waschen und schneiden und auf sowie neben dem Schafskäse in der Auflaufform verteilen.
2. Alles zusammen mit etwas Olivenöl für 20 Minuten im vorgeheizten Backofen backen.

9.7 Bratlinge aus Couscous

Portionen: 4 Portionen
Zeitaufwand: 15 Minuten + Backzeit
Nährwertangaben: ca. 180 kcal pro Bratling

Zutaten:

200 g Couscous
150 g Käse gerieben
2 Eier
1 TL Petersilie gehackt
1 EL Olivenöl
Thymian
Kreuzkümmel
Kurkuma
Paprikapulver edelsüß
Gemüsebrühe
Semmelbrösel
Salz und Pfeffer

Zubereitung:

1. Den Couscous in Gemüsebrühe quellen und ca. 15 Minuten abkühlen lassen. Käse, Eier, Petersilie und Semmelbrösel unterheben. (Wie viele Semmelbrösel Anwendung finden, hängt von den persönlichen Vorlieben im Hinblick auf die Konsistenz ab, es sollte aber eine formbare Masse entstehen.)

2. Kräuter und Gewürze hinzugeben, kleine Bratlinge in der gewünschten Größe formen und in einer Pfanne mit Olivenöl anbraten.

9.8 Kartoffelpfanne griechische Art

Portionen: 2 Portionen
Zeitaufwand: 30 Minuten
Nährwertangaben: ca. 350 kcal

Zutaten:

500 g Kartoffeln
150 g Schafskäse
4 Knoblauchzehen
3 EL Olivenöl
2 Tomaten
2 Lauchzwiebeln
3 Paprikaschoten
Oregano
Salz und Pfeffer

Zubereitung:

1. Paprika und Knoblauch waschen, vorbereiten, in Stücke schneiden und in etwas Öl dünsten. Kartoffeln waschen, schälen, in dünne Scheiben schneiden und mit zur Paprika in die Pfanne geben. Nun die Tomaten würfeln, in die Pfanne geben und für 10 Minuten garen. Währenddessen die Lauchzwiebeln und den Käse würfeln.
2. Das Essen aus der Pfanne anrichten, mit Käse und Lauchzwiebeln bestreuen und fertig!

9.9 Kartoffelfrikadellen

Portionen: 4 Portionen
Zeitaufwand: 15 Minuten + Kochzeit
Nährwertangaben: ca. 400 kcal

Zutaten:

1 kg Kartoffeln
200 g Schafskäse
10 g Butter
2 Eier
2 EL Kartoffelstärke
1 Zwiebel
1 Knoblauchzehe
1 EL Olivenöl
Thymian
Salz und Pfeffer

Zubereitung:

1. Kartoffeln schälen, kochen und zu Brei zerstampfen, anschließend Kartoffelstärke, Eier, gewürfelte Zwiebel und gehackten Knoblauch untermengen und mit Thymian, Salz und Pfeffer würzen. Schafskäse in Würfel schneiden. Aus der Kartoffelmasse nun kleine Frikadellen formen und in die Mitte jeweils einen Würfel Schafskäse eindrücken, sodass es fest in der Frikadelle sitzt.

2. Die Schafskäsewürfel gut mit der Kartoffelmasse umschließen. Nun etwas Öl in einer Pfanne erhitzen und die Frikadellen goldbraun braten.

10. Leckere Eintöpfe

10.1 Gemüseeintopf mit Slowcooker

Portionen: 2 Portionen
Zeitaufwand: 40 Minuten + Kochzeit
Nährwertangaben: ca. 210 kcal pro Portion

Zutaten:

150 g Zucchini
150 g Gemüsebrühe
150 g Kohlrabi
135 g Süßkartoffeln
125 g Lauch
100 g Karotten
80 g Knollensellerie
50 g Chili Aufstrich
20 g Lauchzwiebeln
1 TL Mehl
Salz und Pfeffer

Zubereitung:

1. Gemüsebrühe mit gewürfelten Süßkartoffeln, Karotten, Sellerie und Kohlrabi in den Slowcooker geben und diesen auf Stufe „High“ stellen. Danach Lauchzwiebeln und Lauch schneiden und dazu geben. Paprika würfeln, mit in den Topf tun und alles für 150 Minuten garen. 100 g Brühe mit dem Chili Aufstrich und Mehl in einem separaten Kochtopf mischen und alles für 3 Minuten köcheln.

2. Nach den 150 Minuten den Inhalt aus dem Slowcooker in den Kochtopf füllen, alles mit Gewürzen, Salz und Pfeffer abschmecken, nochmal umrühren und fertig ist der gesunde Eintopf!

10.2 Linseneintopf

Portionen: 4 Portionen
Zeitaufwand: 40 Minuten + Ruhe- und Kochzeit
Nährwertangaben: ca. 210 kcal pro Portion

Zutaten:

1 l Tomaten passiert
1 l Wasser
300 g Linsen rot
5 Lorbeerblätter
3 Knoblauchzehen
3 Karotten
3 EL Kräuter
3 EL Weißweinessig
2 Paprikaschoten
2 Zwiebeln
2 EL Gemüsebrühe
2 EL Olivenöl
1 Porreestange
1 Chilischote getrocknet

Zubereitung:

1. Die roten Linsen für 60 Minuten in Wasser einlegen und quellen lassen. Alles übrige Gemüse waschen, schälen und in kleine Stücke schneiden, den Knoblauch auspressen. Gemüse nach 60 Minuten Quellzeit zu den Linsen geben und die Menge erhitzen. Die passierten Tomaten, die Brühe, Essig, Kräuter, Chilischote und Lorbeerblätter dazu geben, alles miteinander verrühren und für 35 Minuten köcheln lassen.

2. Schlussendlich mit Salz und Pfeffer abschmecken. Zwischendurch ggf. Wasser zum Verdünnen dazu gießen.

10.3 Hack-Sauerkraut-Eintopf

Portionen: 4 Portionen
Zeitaufwand: 15 Minuten + Kochzeit
Nährwertangaben: ca. 230 kcal pro Portion

Zutaten:

500 g Hackfleisch vom Schwein
3 Zwiebeln
2 Eigelb
2 EL Paprikamark
1 kleine Dose Tomatenmark
1 Dose Sauerkraut
1 l Fleischbrühe
1 TL Kümmel
1 Knoblauchzehe
Etwas Mayonnaise
Etwas saure Sahne
Etwas Kondensmilch
Salz und Pfeffer

Zubereitung:

1. Hackfleisch, Sauerkraut, geschnittene Zwiebeln, das Tomaten- und das Paprikamark für 15 Minuten kochen und Kümmel sowie eine Tasse heißes Wasser dazu gießen. Fleischbrühe dazu gießen und weitere 15 Minuten bei geringer Temperatur köcheln. In einer kleinen Schüssel für die Sauce 2 Eigelb, ca. 1 EL Mayonnaise, 1 TL saure Sahne, Pfeffer und einen Schuss Kondensmilch vermengen, Knoblauch auspressen und alles gut miteinander mischen.

2. Beides kann separat auf verschiedenen Tellern serviert oder vermischt und gemeinsam serviert werden.

10.4 Pichelsteiner Eintopf

Portionen: 4 Portionen
Zeitaufwand: 20 Minuten + Kochzeit
Nährwertangaben: ca. 400 kcal pro Portion

Zutaten:

500 g Hackfleisch gemischt
500 g Kartoffeln
500 ml Gemüsebrühe
2 EL Olivenöl
2 Zwiebeln
1 Bund Suppengrün
1/2 Weißkohl
1/2 Wirsing
Paprikapulver edelsüß
Petersilie gehackt
Salz und Pfeffer

Zubereitung:

1. Zwiebel schälen, in Scheiben schneiden und mit Hackfleisch 10 Minuten lang dünsten. Paprika, Kümmel, Salz und Pfeffer hinzufügen und übrige Kräuter klein hacken. Kartoffeln kochen, schälen und ebenfalls in Scheiben schneiden. Die Kartoffeln nun abwechselnd mit dem übrigen geschnittenen Gemüse abwechselnd in Lagen mit in die Pfanne legen und zwischen den Lagen die Kräuter verteilen.
2. Heiße Brühe dazu gießen und alles für 60 Minuten bei geringer Temperatur köcheln lassen. Fertig!

10.5 Wirsing-Eintopf

Portionen: 3 Portionen
Zeitaufwand: 30 Minuten
Nährwertangaben: ca. 180 kcal pro Portion

Zutaten:

250 ml Gemüsebrühe
4 Kartoffeln
1 Wirsing
1 Zwiebel
Etwas Speck
Etwas Butter
Salz und Pfeffer

Zubereitung:

1. Wirsing waschen, den Strunk entfernen und in Streifen schneiden. Kartoffeln waschen, schälen und würfeln. In einem Topf mit etwas Butter gewürfelte Zwiebel und geschnittenen Speck dünsten. Den Wirsing und die Kartoffeln dazu geben, die Brühe dazu gießen und für 20 Minuten bei mittlerer Hitze erwärmen.
2. Abschließend mit Salz und Pfeffer abschmecken.

10.6 Weiße Bohnen-Eintopf mit Hackfleisch

Portionen: 4 Portionen
Zeitaufwand: 35 Minuten + Ruhezeit
Nährwertangaben: ca. 300 kcal pro Portion

Zutaten:

750 ml Hühnerbrühe
500 g Kartoffeln geschnitten
250 g Hackfleisch gemischt
50 g Speck geräuchert
40 g Butter
3 Zwiebeln geschnitten
3 EL Ketchup
1 EL Tomatenmark
Crème fraîche
Chilipulver
Zucker
Salz und Pfeffer

Zubereitung:

1. Räucherspeck und Hackfleisch in Butter anbraten, die Zwiebeln und die Kartoffeln dazu geben und für 10 Minuten dünsten. Hühnerbrühe, weiße Bohnen, Ketchup und Tomatenmark hinzufügen und weitere 20 Minuten köcheln lassen.
2. Crème fraîche und eine Prise Zucker unterrühren, alles mit Gewürzen abschmecken und vor dem Verzehr 60 Minuten ruhen lassen.

10.7 Kartoffel-Eintopf mit Karotten und Hack

Portionen: 4 Portionen
Zeitaufwand: 50 Minuten
Nährwertangaben: ca. 520 kcal pro Portion

Zutaten:

800 g Kartoffeln
800 ml Gemüsebrühe
400 g Karotten
350 g Hackfleisch gemischt
130 ml Milch
40 g Mehl
30 g Butter
2 EL Currypulver
2 EL Paprikapulver
1 Ei
1 EL Olivenöl
1 EL Petersilie gehackt

Zubereitung:

1. Gewürfelte Kartoffeln und Karotten für 20 Minuten garen. Für die Klößchen Hack mit Ei, Salz, Pfeffer, Paprikapulver und fein gehackten Zwiebeln verkneten und 10 Minuten von beiden Seiten anbraten. Kartoffeln und Karotten abgießen, Butter zum Schmelzen bringen, Currypulver und Mehl darin anschwitzen und mit Gemüsebrühe und Milch löschen.

2. Mit Salz und Pfeffer abschmecken und für weitere 5 Minuten köcheln lassen. Abschließend die

Hackbällchen und das Gemüse zur Sauce hinzugeben und alles mit Petersilie bestreuen.

11. Infused Water

11.1 Infused Water: Zitronen-Gurken-Wasser

Portionen: 1 Portion
Zeitaufwand: 5 Minuten
Nährwertangaben: 0 kcal

Zutaten:

2 l Wasser
1/2 Zitronen
1/4 Salatgurke
Eiswürfel

Zubereitung:

1. Für dieses Infused Water bedarf es zwei Flaschen, die jeweils mind. 1 Liter fassen können. Das Wasser auf beide Flaschen verteilen, die Zitrone waschen und in Scheiben schneiden, die Gurke ebenfalls waschen und in Scheiben schneiden.
2. Die halbe Zitrone und das Viertel Salatgurke nun auf beide Flaschen verteilen, Eiswürfen dazu geben und entweder sofort genießen oder nochmal in den Kühlschrank stellen und über den Tag verteilt trinken.

11.2 Infused Water Apfel-Zimt-Drink

Portionen: 1 Portion
Zeitaufwand: 5 Minuten
Nährwertangaben: max. 10 kcal

Zutaten:

1 l Wasser
1 Apfel süß
1 Zimtstange
Eiswürfel

Zubereitung:

1. Wasser in eine Flasche gießen, den Apfel waschen und in kleine Stücken schneiden. Die Zimtstange wie einen Strohhalm ins Wasser legen und die Apfelstücken dazu geben.
2. Bei sofortigem Genuss Eiswürfel hinzugeben, ansonsten in den Kühlschrank stellen und zu einem späteren Zeitpunkt genießen.

11.3 Infused Water: Blaubeer-Minze-Wasser mit Zitrone

Portionen: 1 Portion
Zeitaufwand: 10 Minuten
Nährwertangaben: 10 kcal

Zutaten:

1 l Wasser
100 g Blaubeeren gefroren
15 Minzblätter
1 Zitrone
Eiswürfel

Zubereitung:

1. Zitrone waschen und in Scheiben schneiden. 1 Liter Wasser in eine Flasche füllen und die Zitronenscheiben sowie die gefrorenen Blaubeeren mitsamt der Minzblätter dazu geben.
2. Sofort mit Eiswürfeln trinken oder für einen späteren Zeitpunkt in den Kühlschrank stellen.

11.4 Exotisch scharfes Infused-Water

Zutaten:

1,5 l Wasser
100 g Mango
Ingwer ca. 1 cm dick
Eiswürfel

Zubereitung:

1. 1,5 l Wasser in eine Flasche geben. Die Mango putzen, von der Schale befreien, würfeln und gemeinsam mit dem geschälten Stück Ingwer zum Wasser hinzugeben. Alles kühl lagern und später mit Eiswürfeln genießen.
2. Kleiner Tipp: Wer dieses Infused-Water sofort trinken möchte, kann statt einer frischen Mango auch zu TK-Mango greifen und die gefrorenen Mango-Stücke direkt in das Wasser geben. Das ersetzt die Eiswürfel und lässt das Wasser direkt fruchtig-kalt werden.

11.5 Blutorange-Limette-Basilikum-Wasser

Zutaten:

1 Liter Wasser
½ Blutorange
½ Limette
1 Handvoll Basilikum

Zubereitung:

1. Nachdem 1 Liter Wasser in eine Flasche gefüllt wurde, die Flasche im Gefrierfach kaltstellen. Unterdessen eine Blutorange und eine Limette in ca. 0,3-0,5 cm dicke Scheiben schneiden und das Basilikum zwischen den Händen reiben, sodass das Basilikum-Aroma frei wird.
2. Die Flasche im Gefrierfach sollte für mindestens 15 Minuten kaltgestellt sein, bevor Basilikum, Blutorangen- und Limettenscheiben dazugegeben werden. Dieses Infused-Water innerhalb von mindestens 48 Stunden aufbrauchen.

11.6 Multivitamin-Infused-Water

Zutaten:

1,5 l Wasser
½ Kiwi
½ Mango
½ Apfel
½ Zitrone
½ Orange

Zubereitung:

1. Wasser in eine Flasche füllen. Alle Zutaten in Scheiben – ob der Größe ggf. in Stücke - schneiden und mit in die Flasche geben. Infused-Water für 30 Minuten in den Kühlschrank stellen und dann eisgekühlt genießen.

11.7 Honigmelonen-Basilikum-Wasser

Zutaten:

1,5 l Wasser
100 g Honigmelone geschnitten
1 Handvoll Basilikum
Eiswürfel

Zubereitung:

1. 1,5 l Wasser in eine Flasche geben, die Honigmelone in der Mitte zerteilen und Stücke aus ihr herausschneiden, um sie mit in die Flasche zu geben.
2. Eine Handvoll Basilikum kurz zwischen den Fingern andrücken und dann ebenfalls in die Flasche geben. Getränk unbedingt vorher kühl lagern und zu einem späteren Zeitpunkt mit Eiswürfeln servieren.

12. Smoothies

12.1 Der Gelbe

Zutaten:

300 ml Mandelmilch
1 Mango
1 TL Vanillezucker
½ Banane
½ TL Kurkumapulver
½ TL Zimt
1 TL Kokosöl Bio
1 Messerspitze Ingwerpulver

Zubereitung:

1. Die Banane und die Mango schälen, in Stücke schneiden und zunächst zur Seite stellen. In einen Mixer nun das Kokosöl, den Zimt, Ingwer, Mango, die Banane, Mandelmilch und Vanillezucker geben und alles gut durchmischen.
2. Den Deckel des Mixers abnehmen, das Kurkumapulver hinzugeben und noch einmal alles miteinander vermengen. Den Inhalt auf Gläser verteilen und entweder sofort verzehren oder kühl stellen. (Wichtig: Den Mixer nach der Verwendung sofort reinigen, da Kurkuma stark abfärbt und die gelbliche Farbe des Kurkumas sonst nur schwer wieder zu entfernen ist!)

12.2 Beeren-Smoothie

Zutaten:

50 g Heidelbeeren
50 g Himbeeren
30 g Brombeeren
200 g Naturjoghurt
1 TL Honig

Zubereitung:

1. Die Brombeeren mit etwas Honig in einen Mixer geben und gut vermengen. Nun die Himbeeren und Heidelbeeren dazugeben und noch einmal gut durchmischen.
2. Schlussendlich den Joghurt dazugeben und noch einmal für mindestens 20 Sekunden den Mixer einschalten. Bei Bedarf mit wenig Wasser verdünnen. Tipp: Mit 1-2 Blättern Minze dekorieren und an sommerlichen Tagen servieren.

12.3 Haferflocken-Smoothie

Zutaten:

120 Erdbeeren
200 Naturjoghurt fettarm
50 l Milch
1 Banane
1 TL Honig
2 EL Haferflocken

Zubereitung:

1. Die Banane schälen und in Stücke schneiden. Die Erdbeere vom Grün befreien und gemeinsam mit den Bananenstücken in einen Mixer geben und gut durch pürieren.
2. Den Deckel des Mixers abnehmen, Naturjoghurt, Haferflocken, Milch und Honig dazugeben und noch einmal alles miteinander vermischen. Für diejenigen, die ihren Smoothie gerne etwas „bissfester" mögen: Alternativ können die Haferflocken auch am Ende untergehoben werden.

12.4 Chia-Basilikum-Smoothie

Zutaten:

1 EL Chiasamen
130 ml Milch
2 EL Joghurt
½ Banane
1 Handvoll Basilikumblätter
1 Limette

Zubereitung:

1. Zunächst die Chiasamen einweichen. Dazu in ein Glas 1 EL Chiasamen in 4 EL Wasser geben und für 20 Minuten quellen lassen. Die Limette nun auspressen, sodass 2 EL Limettensaft entstehen. Die übrig gebliebene Schale der Limette reiben, sodass 1 TL Limettenzesten entstehen.
2. Nun den Joghurt, die Milch, Limettensaft, Limettenzesten, zerkleinertes Basilikum und eine geschnittene Banane in einem Mixer pürieren bis keine Stücke mehr erkennbar sind. Die Chiasamen dazu geben und noch einmal alles pürieren.

12.5 Bananenmilch

Portionen: 3 Portionen
Zeitaufwand: 5 Minuten
Nährwertangaben: ca. 90 kcal

Zutaten:

1 Banane
1 Spritzer Süßstoff
Wasser
Sahne
Zitronensaft

Zubereitung:

1. Banane schälen, in eine Schale mit wenig Wasser legen und pürieren. Nun so viel Wasser hinzugeben bis die gewünschte Konsistenz erreicht ist.
2. Süßstoff und Zitronensaft dazugeben. Bei Bedarf einen Schuss Sahne hinzufügen.

12.6 Eiermilch

Portionen: 1 Portion
Zeitaufwand: 10 Minuten
Nährwertangaben: ca. 90 kcal

Zutaten:
250 ml Milch
1 Eigelb
1 Eiweiß
1 TL Zitronensaft
1 TL Zucker / Xucker
1 EL Weinbrand

Zubereitung:

1. Eigelb, Zucker und Zitronensaft mit einem Schneebesen schaumig schlagen und dabei langsam heiße Milch dazu gießen. Die Menge muss solange geschlagen werden, bis sie vollständig abgekühlt ist. Danach 1 EL Weinbrand einrühren, das Eiweiß steif schlagen und ebenfalls dazu geben.
2. Die Eiermilch eignet sich auch gut als Ersatz für ein Abendessen.

13. Säfte

13.1 Apfel-Pfirsich-Saft

Portionen: 1 Portion
Zeitaufwand: 10 Minuten
Nährwertangaben: ca. 30 kcal

Zutaten:
2 Äpfel rot
2 Pfirsiche
Wasser

Zubereitung:

1. Äpfel und Pfirsiche entkernen und stückeln, anschließend pürieren oder, wenn vorhanden, einen Entsafter nutzen.
2. Bei Bedarf zum Verdünnen etwas Wasser hinzugeben, sofort umrühren und trinken.

13.2 Kiwi-Erdbeer-Paprika-Saft

Portionen: 1 Portion
Zeitaufwand: 10 Minuten
Nährwertangaben: ca. 30 kcal

Zutaten:

200 g Erdbeeren
2 Kiwis
1 Apfel
1 Paprika rot
Wasser

Zubereitung:

1. Kiwi schälen, Apfel und Paprika entkernen und in Stücke schneiden. Erdbeeren vom Grün befreien und ebenfalls in Stücke schneiden. Alle Zutaten entweder pürieren oder mittels eines Entsafters entsaften.
2. Bei Bedarf zum Verdünnen etwas Wasser hinzugeben, umrühren und sofort genießen.

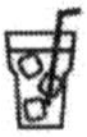

13.3 Möhren-Apfel-Saft

Zutaten:

8 Möhren
3 Äpfel
2 Süßkartoffeln
1 orangene Paprika
1 dünne Scheibe Ingwer

Zubereitung:

1. Alle benötigten Zutaten waschen; die Möhren, die Süßkartoffeln und den Ingwer schälen. Dann alles in Stücke schneiden, in einen Mixer geben und pürieren.
2. Zum Verdünnen nach Belieben Wasser dazu gießen und nochmals pürieren.

13.4 Minziger Gurkensaft

Zutaten:

4 Salatgurken
2 Birnen
1 TL gehackte Minze

Zubereitung:

1. Alle Zutaten waschen. Die Salatgurken und Birnen in Stück schneiden, die Minze ggf. klein hacken. Alles pürieren und nach Belieben mit Wasser verdünnen.
2. Durch die regelmäßige Aufnahme von Flüssigkeit wird der Körper bei der Entgiftung unterstützt, der Stoffwechsel angekurbelt und der Abnehmerfolg gesteigert.

14. Teesorten, die sich zum Fasten eignen

Trinken spielt beim Fasten eine wesentliche Rolle, denn es spült Gifte aus dem Körper. Gifte, deren Beseitigung den Körper viel Energie kosten und zwar Energie, die an anderer Stelle besser investiert wäre. Von anregenden Tees wie zum Beispiel Schwarzem Tee sollte allerdings abgesehen werden. Vielmehr eignen sich die folgenden Teesorten zum Fasten:

- Kümmeltee;
- Koriandertee;
- Löwenzahntee;
- Mate-Tee;
- Pfefferminztee;
- Salbei-Tee;
- Bärlauch-Tee;
- Zinnkrauttee,
- Birken-Tee;
- Brennesseltee;
- Fencheltee;
- Hagebuttentee;
- Himbeertee;
- Wacholderbeerentee und
- Anis-Tee.

Im Übrigen eignen sich auch Mischungen aus den genannten Tees. Wer also zum Beispiel gerne Anis-Fenchel-Kümmeltee trinkt, tut seinem Körper gleich dreifach etwas Gutes.

15. Suppen

15.1 Kohlsuppe

Portionen: 2 Portionen
Zeitaufwand: 20 Minuten
Nährwertangaben: ca. 200 kcal

Zutaten:

6 Frühlingszwiebeln
2 Paprikaschoten grün
2 Tüten Rinderbrühe
1 Weißkohl
1 Dose Tomaten
1 Bund Sellerie
1 Bund Petersilie
Currypulver, Chilipulver
Salz und Pfeffer

Zubereitung:

1. Gemüse in kleine Stücke schneiden und in etwas Wasser für 10 Minuten kochen lassen. Rinderbrühe dazugeben, den Topf mit Wasser auffüllen und alles garen lassen.
2. Abschließend mit Currypulver, Chilipulver, Salz und Pfeffer abschmecken.

15.2 Kartoffel-Lauch-Suppe

Portionen: 16 Portionen
Zeitaufwand: 30 Minuten
Nährwertangaben: ca. 300 kcal

Zutaten:

1000 g Kartoffeln
2 Stangen Lauch
2 Liter Wasser
1 TL Gemüsebrühe
Muskat
Zimt
Kräuter
Salz und Pfeffer

Zubereitung:

1. Kartoffeln schälen, kochen und pürieren. Lauch waschen, in Ringe schneiden und zu dem Kartoffelpüree geben.
2. Alles mit Muskat, Zimt, Salz und Pfeffer abschmecken, servieren und nach Belieben mit Kräutern garnieren.

15.3 Kartoffelsuppe

Portionen: 1 Portion
Zeitaufwand: 30 Minuten
Nährwertangaben: ca. 500 kcal

Zutaten:

500 g Kartoffeln
200 g Schalotten
1 EL Tomatenmark
1 EL Senf
1 EL Dill
1 TL Rapsöl
1 Liter Gemüsebrühe
Schnittlauch
Chiliflocken
Salz und Pfeffer

Zubereitung:

1. Schalotten würfeln und dünsten bis sie leicht glasig sind. Senf und Tomatenmark unterrühren und die Gemüsebrühe dazu gießen. Einen Großteil der Gewürze dazugeben, Kartoffeln würfeln, dazugeben und für 20 Minuten bei geringer Hitze köcheln.
2. Kurz abkühlen lassen und dann alles mit einem Pürierstab pürieren. Abschließend mit übrigen Kräutern bestreuen.

15.4 Kichererbsensuppe

Portionen: 4 Portionen
Zeitaufwand: 20 Minuten
Nährwertangaben: ca. 400 kcal

Zutaten:

600 ml Wasser
300 g Knollensellerie
300 g Kichererbsen
200 g Maronen gegart
10 Blätter Estragon
2 Prisen Kreuzkümmelpulver
2 Prisen Pfeffer schwarz
1 Prise Korianderpulver
1 Prise Kardamompulver
Muskatnuss gerieben
Salz

Zubereitung:

1. In Stücke geschnittenes Knollensellerie mit Wasser, Salz, Estragon und Gewürzen für ca. 10 Minuten in einem bedeckten Kochtopf weich kochen. Unterdessen Maronen stückeln und mit in den Topf geben. Alles pürieren, Kichererbsen dazugeben, Suppe nochmal erwärmen und schlussendlich etwas geriebene Muskatnuss dazugeben.
2. Wer nichts Bissfestes in der Suppe möchte, kann auch die Kichererbsen pürieren.

15.5 Brokkoli Suppe mit Zuckerschoten

Portionen: 3 Portionen
Zeitaufwand: 30 Minuten
Nährwertangaben: ca. 390 kcal

Zutaten:

500 g Brokkoli
200 g Zuckerschoten
3 Kartoffeln
1 Bund Lauchzwiebeln
1 Bund Schnittlauch
1 Knoblauchzehe
1 Liter Gemüsebrühe
1 EL Olivenöl
Balsamico-Essig
Sojasauce
Salz und Pfeffer

Zubereitung:

1. Knoblauch fein hacken und in etwas Olivenöl anbraten. Gemüsebrühe dazu gießen und 5-10 Minuten köcheln lassen. In der Zwischenzeit den Brokkoli und die Zuckerschoten vorbereiten und mit zur Gemüsebrühe geben. Weitere 10 Minuten kochen lassen und parallel dazu die Lauchzwiebeln klein schneiden.
2. Lauchzwiebeln dazu geben, mit Sojasauce und Balsamico-Essig abschmecken und vor dem Essen die Suppe mit gehacktem Schnittlauch bestreuen. Wer die Stücke zu groß geschnitten hat, sodass nicht alles

zergehen konnte, kann die weich gekochten Zutaten noch pürieren.

15.6 Süßkartoffel-Suppe mit Erdnüssen

Portionen: 4 Portionen
Zeitaufwand: 35 Minuten + Backzeit
Nährwertangaben: ca. 300 kcal pro Portion

Zutaten:

1 Liter Gemüsebrühe
500 g Süßkartoffeln
75 g Erdnüsse gehackt
1 Dose Kokosmilch
2 EL Limettensaft
1 Zwiebel
1 Knoblauchzehe
1 EL Olivenöl
Salz und Pfeffer

Zubereitung:

1. Zwiebeln und Knoblauch schälen, fein hacken und in einer Pfanne mit etwas Öl andünsten. Süßkartoffeln schälen, ebenfalls würfeln und mit in die Pfanne geben. Alles knapp mit Gemüsebrühe bedecken und solange kochen bis die Kartoffeln weich sind (ca. 20 Minuten).
2. Suppe pürieren und die Kokosmilch sowie die gehackten Erdnüsse unterheben. 2 EL Limettensaft dazu geben und alles mit Salz und Pfeffer abschmecken.

15.7 Tomatensuppe mit Brot

Portionen: 4 Portionen
Zeitaufwand: 35 Minuten
Nährwertangaben: ca, 280 kcal pro Portion

Zutaten:

1 Baguette klein
1 Zwiebel
1 Bund Basilikum
1 Dose Tomaten
1 Knoblauchzehe
1 EL Olivenöl
Salz und Pfeffer

Zubereitung:

1. Baguette in Scheiben schneiden, in eine Schüssel geben, mit Wasser bedecken und für 15 Minuten quellen lassen. Zwiebel und Basilikum klein hacken. Gehackte Zwiebeln in der Pfanne dünsten, Tomaten schneiden und dazu geben, das Brot ausdrücken, zerrupfen und ebenfalls in die Pfanne geben.
2. Das Basilikum dazu geben und alles so lange garen bis eine breiige Konsistenz entsteht. Nun den Knoblauch schälen und über der Suppe auspressen. Mit Salz und Pfeffer abschmecken, alles gut durchrühren und fertig ist die nahrhafte Tomatensuppe!

15.8 Pikante Gemüsebrühe

Zutaten:

150 g Gemüse
100 g Möhren
75 g Tomaten
50 g Sellerie
50 g Lauch
20 g Petersilienwurzeln
2 Pilze
1 Zwiebel
1 EL gehackte Kräuter
500 ml Wasser
etwas Olivenöl

Zubereitung:

1. Alles Gemüse und alle Kräuter waschen, dann das Gemüse klein raspeln und mit Olivenöl andünsten.
2. Nun die 500 ml Wasser und die Kräuter hinzugeben und alles eine Stunde kochen lassen. Fertig ist die pikante Gemüsebrühe!

15.9 Deftige Parmesan-Suppe

Zutaten:

4 Broccoli-Rosen
2 Kartoffeln
2 Karotten
1/2 Zwiebel
1/4 Sellerie
1/4 Lauch
1l Gemüsebrühe
1 TL Petersilie
etwas Olivenöl
Parmesan nach Belieben

Zubereitung:

1. Gemüse waschen, in sehr kleine Würfel schneiden und in etwas Olivenöl anbraten. Danach die Gemüsebrühe dazu gießen und das Gemüse weich kochen lassen.
2. Abschließend alles mit dem Mixer pürieren, in einen Suppenteller füllen und nach Belieben Parmesan dazugeben.

16. Salate

16.1 Fettarmer Nudelsalat

Portionen: 1 Portion
Zeitaufwand: 20 Minuten
Nährwertangaben: ca. 190 kcal

Zutaten:

50 g Nudeln
½ Apfel
½ Zwiebel
½ Paprikaschote rot
½ Scheibe Schinken gekocht
½ Dose Mais
¼ Salatgurke
1 TL Senf
Öl
Essig

Zubereitung:

1. Nudeln in etwas Salzwasser kochen und währenddessen Apfel, Zwiebel, Paprika, Schinken und Gurke klein schneiden. Geschnittenes Gemüse mit dem Mais und den gekochten Nudeln vermengen.
2. In einer separaten Schüssel Essig, Öl und Senf mischen und über die Nudeln mit Gemüse gießen.

16.2 Frischer Eisbergsalat

Portionen: 3 Portionen
Zeitaufwand: 20 Minuten
Nährwertangaben: ca. 200 kcal

Zutaten:

1 Eisbergsalat
600 g Mais
4 Tomaten
1 Salatgurke
2 Zwiebeln
2 Pck. Salatmischung Kräuter
1 Zitrone
Olivenöl

Zubereitung:

1. Alle Gemüsesorten waschen, in Scheiben oder Stücke schneiden und in eine Salatschüssel geben. In einer kleinen Tasse nun die Kräutermischung mit etwas Wasser, Zitronensaft der Zitrone und Olivenöl vermengen und über den Salat gießen. Alles gut vermischen, fertig!

16.3 Protein-Salat

Portionen: 1 Portion
Zeitaufwand: 20 Minuten
Nährwertangaben: ca. 220 kcal

Zutaten:

1 Putenbrustfilet
2 Eier
2 Gewürzgurken
2 EL Naturjoghurt
1 Paprika rot
1 TL Olivenöl
Paprika
Kräuter
Salz und Pfeffer

Zubereitung:

1. Putenbrust würfeln und in etwas Olivenöl anbraten. Eier hartkochen und in der Zwischenzeit Gurken und Paprika in kleine Stücken schneiden und mit zur Putenbrust geben.
2. Abschließend Eier schneiden und ebenfalls zum Fleisch geben. Naturjoghurt dazugeben, alles mit Kräutern und Gewürzen abschmecken und fertig ist das deftige Abendessen.

16.4 Obstsalat

Portionen: 1 Portion
Zeitaufwand: 10 Minuten
Nährwertangaben: ca. 100 kcal

Zutaten:

150 g Naturjoghurt
10 Weintrauben
1 Banane
1/2 Apfel
Xucker

Zubereitung:

1. Joghurt mit etwas Xucker vermengen, Früchte in mundgerechte Stücke schneiden und dann Joghurt und Obst abwechselnd in einem großen Glas aufeinander schichten. Am besten kühl genießen!

16.5 Avocado-Salat mit frischen Erdbeeren

Portionen: 3 Portionen
Zeitaufwand: 20 Minuten
Nährwertangaben: ca. 180 kcal pro Portion

Zutaten:

4 EL Pinienkerne
3 Handvoll Eisbergsalat
3 Avocados
2 Messerspitzen Ingwer gerieben
1 Schale Erdbeeren
1 Zitrone
1 EL Honig
1 EL Olivenöl

Zubereitung:

1. In einer Schüssel die Zitrone auspressen und den Zitronensaft mit Ingwer, Honig, Salz und Pfeffer würzen. Die Avocado halbieren, den Kern entfernen und in Streifen schneiden. Die Streifen nun mit in die Schüssel geben und die Pinienkerne in etwas Olivenöl kurz rösten. Unterdessen die Erdbeeren waschen, vom Grün befreien und mit in die Schüssel geben.
2. Eisbergsalat ebenfalls hinzugeben und untermischen. Die Pinienkerne dekorativ auf dem Salat verteilen. Guten Appetit!

16.6 Rote Bete Salat mit Apfel

Portionen: 2 Portionen
Zeitaufwand: 10 Minuten
Nährwertangaben: ca. 70 kcal

Zutaten:

1 Rote Bete frisch
1 Apfel rot
1 TL Saure Sahne
Etwas Obstessig
Etwas Öl
Salz und Pfeffer

Zubereitung:

1. Rote Bete schälen und genau wie den Apfel stückeln. Beides miteinander in einer Schüssel vermischen, mit Essig, Öl, Salz und Pfeffer würzen und 1 TL saure Sahne unterheben.

16.7 Brokkoli Salat mit Gewürzgurken

Portionen: 4 Portionen
Zeitaufwand: 30 Minuten
Nährwertangaben: ca. 150 kcal pro Portion

Zutaten:

5 Gewürzgurken
2 Brokkoli
1 Dose Mais
1 Zwiebel
1 Päckchen Gewürzmischung Dill
Etwas Schmand
Etwas Mayonnaise

Zubereitung:

1. Brokkoli waschen, die Röschen abtrennen, etwas zerkleinern und in eine Salatschüssel legen. Zwiebel würfeln, den Mais abtropfen und kurz abwaschen, die Gurken in Scheiben schneiden und mit zum Brokkoli geben.
2. In einem separaten Schälchen Mayonnaise, Schmand, Gewürzmischung und Dressing vermischen und über den Salat gießen.

17. Brot Rezepte

17.1 Low-Carb Brot

Portionen: 1 Portion
Zeitaufwand: 20 Minuten
Nährwertangaben: ca. 250 kcal / 100 g

Zutaten:

200 g Quark Magerstufe
120 g Mehl
4 Eier
1 EL Natron
1 TL Salz
Sonnenblumenkerne

Zubereitung:

1. Alle Zutaten miteinander vermengen, die Sonnenblumenkerne zum Schluss unterheben. Masse in eine Backform füllen und für 5 Minuten bei rund 800 Watt in eine Mikrowelle geben.

17.2 Brotfladen

Portionen: 4 Portionen
Zeitaufwand: 25 Minuten + Backzeit
Nährwertangaben: ca. 200 kcal / 100 g

Zutaten:

1000 g Weizenmehl
500 ml Wasser
18 g Trockenhefe
3 TL Salz
2 TL Rohrzucker

Zubereitung:

1. Hefe in 500 ml lauwarmes Wasser einrühren und 20 Minuten zur Seite stellen. Weizenmehl mit dem Hefewasser verrühren und Teig für 60 Minuten bei Zimmertemperatur gehen lassen.
2. Ofen auf 200°C vorheizen, den Teig in vier gleich große Teile teilen, formen und auf ein Backblech mit Backpapier legen. Im vorgeheizten Backofen nun für eine Stunde backen.

17.3 Dinkelvollkorn-Brötchen

Portionen: 8 Brötchen
Zeitaufwand: 25 Minuten + Backzeit
Nährwertangaben: ca. 350 kcal

Zutaten:

600 g Dinkelvollkornmehl
400 ml Wasser mit Kohlensäure
80 g Walnüsse
2 EL Brotgewürzmischung
2 EL Haferflocken
2 EL Leinsamen
1 Beutel Trockenhefe
Kümmel
Salz

Zubereitung:

1. Nüsse klein hacken und alle Zutaten mit Ausnahme des Kümmels und des Salzes in einer Schüssel verkneten. Teig bei Zimmertemperatur für eine halbe Stunde gehen lassen. Backblech mit Backpapier auslegen und auf dem Backpapier Salz und Kümmel verteilen.
2. Nun aus dem Teig 6-8 Brötchen formen und auf das Backblech legen. Im vorgeheizten Backofen alles bei 200°C für 20 Minuten backen.

18. Desserts

18.1 Blaubeer-Käsekuchen

Portionen: 1 Portion
Zeitaufwand: 10 Minuten + Backzeit
Nährwertangaben: ca. 680 kcal

Zutaten:

500 g Quark Magerstufe
500 g Heidelbeeren
300 g Naturjoghurt
200 g Frischkäse
180 g Fruchtzucker
130 g Grieß
2 Eier
1 Zitrone
1 Pck. Backpulver
1 Pck. Vanillezucker
1 Pck. Puddingpulver Vanille

Zubereitung:

1. Ofen auf 160 Grad Umluft vorheizen. Alle Zutaten (von der Zitrone nur den Zitronensaft) miteinander vermengen und alles in eine eingefettete Springform geben. Die Form nun für 80 Minuten in den Ofen geben.

2. Hinweis: Der Ofen sollte zwischenzeitlich auf keinen Fall geöffnet werden. Außerdem muss der Kuchen im

geschlossenen Ofen erkalten, was mehrere Stunden dauern kann.

18.2 Bananen-Haferflocken-Kekse

Portionen: 1 Portion
Zeitaufwand: 10 Minuten + Backzeit
Nährwertangaben: ca. 200 kcal

Zutaten:

300 g Haferflocken
20 g Rosinen
2 Bananen
2 TL Zimt
1 Eiweiß
1 Eigelb
1 TL Backpulver

Zubereitung:

1. Banane schneiden und mit Eigelb mischen. Eiweiß zu Eischnee schlagen. Banane mit Eigelb mit Zimt und Backpulver mischen, Eischnee, Haferflocken und Rosinen dazu geben. Nun ein Backblech mit Backpapier auslegen und mit kleinen Häufchen aus dem Teig belegen.
2. Bei 180°C Ober- und Unterhitze für 20 Minuten in den Ofen geben. Tipp: Warm sind sie am leckersten!

18.3 Rhabarber-Käsekuchen

Portionen: 1 Portion
Zeitaufwand: 15 Minuten + Backzeit
Nährwertangaben: ca. 90 kcal pro Stück

Zutaten:

450 g Quark Magerstufe
200 g Rhabarber
60 g Grieß
2 Eier
2 TL Süßstoff flüssig
1 TL Zitronenschale gerieben
1 TL Butter
5 Tropfen Vanillearoma
Salz

Zubereitung:

1. In einer Schale Butter, Eier und Süßstoff verrühren. Anschließend eine Prise Salz, die Zitronenschalen, Quark, Grieß und Vanillearoma dazugeben und den klein geschnittenen Rhabarber unterheben. Alles in eine ca. 20 cm breite, eingefettete Springform geben und im vorgeheizten Backofen bei 180°C für 55 Minuten backen.
2. Wer Rhabarber nicht mag, kann stattdessen auch andere backofengeeignete Früchte wie etwa Pfirsiche oder Erdbeeren verwenden.

18.4 Dattel-Plätzchen

Portionen: 1 Portion
Zeitaufwand: 30 Minuten + Kühl- und Backzeit
Nährwertangaben: ca. 200 kcal

Zutaten:

90 g Margarine
3 TL Honig
2 Eier
1 Tasse Wasser
1 TL Vanille
1 Tasse Mehl
1 TL Natron
1 Tasse Rosinen
1/2 Tasse Datteln geschnitten
1/4 TL Zimt

Zubereitung:

1. Die Rosinen und Datteln für 3 Minuten in Wasser unter ständigem Rühren kochen und abkühlen lassen. Margarine, Eier, Vanille und Honig verrühren. In einer separaten Schale Natron, Mehl und Zimt vermengen. Alle Zutaten nun miteinander vermischen, schlagen und für 60 Minuten in den Kühlschrank stellen.
2. Ein Backblech mit Backpapier auslegen und den Teig nun in kleinen Portionen auf dem Backpapier verteilen. Alles für 12 Minuten bei 175°C backen. Am besten warm genießen!

18.5 Fruchtsorbet

Portionen: 4 Portionen
Zeitaufwand: 5 Minuten
Nährwertangaben: ca. 180 kcal

Zutaten:

250 g Quark Magerstufe
250 g Obst TK-Mix
Zitronensaft
Xucker

Zubereitung:

1. Alle Zutaten außer Xucker in einen Mixer geben und gut durchmischen. Eis ggf. mit Xucker etwas süßen. Statt Quark kann auch die gleiche Menge Naturjoghurt verwendet werden.

18.6 Quark-Cremedessert

Portionen: 3 Portionen
Zeitaufwand: 15 Minuten + Ruhezeit
Nährwertangaben: ca. 120 kcal pro Portion

Zutaten:

500 ml Wasser
200 g Quark Magerstufe
3 EL Naturjoghurt
1 Pck. Himbeergötterspeise
Flüssiger Süßstoff

Zubereitung:

1. Götterspeise nach Packungsanleitung zubereiten. (Sollte hier die Aufforderung stehen, Zucker hinzuzufügen, Zucker weglassen!) Magerquark und Joghurt verrühren und die noch flüssige Götterspeise langsam in die Quark-Joghurt-Mischung geben und glatt rühren.
2. Bei Bedarf mit flüssigem Süßstoff abschmecken und über Nacht (mind. 6 Stunden) in den Kühlschrank stellen. Besonders hübsch sieht dieses Dessert garniert mit Himbeeren oder Heidelbeeren aus. Statt der Himbeergötterspeise kann natürlich auch Waldmeistergötterspeise oder eine andere Geschmacksrichtung verwendet werden, jedoch keine Instant-Götterspeise!

18.7 Quark-Fladen

Portionen: 2 Portionen
Zeitaufwand: 15 Minuten + Ruhezeit
Nährwertangaben: ca. 70 kcal pro Stück

Zutaten:

4 Eier
200 g Quark Magerstufe
1 Prise Salz

Zubereitung:

1. Eiweiß und Eigelb trennen, Eiweiß streif schlagen und Eigelb mit ausgepresstem Quark verrühren. Eischnee und Quarkmasse miteinander vermengen. Ofen auf 130°C vorheizen, ein Backblech mit Backpapier auslegen und den Teig portionsweise auf dem Backpapier verteilen. Ein Fladen entspricht dabei der Menge eines Esslöffels Teig.
2. Fladen für 60 Minuten backen und anschließend auskühlen lassen.

Kleiner Tipp: Wer die Fladen über Nacht auskühlen lässt, hat am Morgen das ideale Low Carb Frühstück!

18.8 Schokoladenkuchen

Portionen: 1 Portion
Zeitaufwand: 15 Minuten + Back- und Ruhezeit
Nährwertangaben: ca. 120 kcal pro Stück

Zutaten:

190 g Apfelmus
85 g Mehl
75 g Süßungsmittel Stevia
40 g Backkakao
2 TL Backpulver
2 Eier
1 Prise Salz

Zubereitung:

1. Die Eier schaumig schlagen und während des Schlagens Stevia unter das Ei heben. Backpulver, Mehl, Salz und den Backkakao nun vermischen und zur Eimischung dazu geben. Schließlich den Apfelmus einrühren und den Teig in eine Silikonform füllen.
2. Die Form nun bei 150°C Umluft für 25 im Ofen backen lassen. Der Kuchen muss danach erst vollständig auskühlen, bevor er aus der Form gelöst werden darf.

18.9 Low Carb Mandarinentorte

Portionen: 1 Portion
Zeitaufwand: 20 Minuten + Ruhezeit
Nährwertangaben: ca. 160 kcal

Zutaten:

200 ml Multivitaminsaft
120 ml Milch
1 Biskuittortenboden
1 Dose Mandarinen
1 Becher Schlagsahne
1 Tüte Dessertsauce Vanille
1 Pck. Tortenguss

Zubereitung:

1. Zunächst einen Tortenring um den Biskuitboden legen. Mandarinen auf dem Tortenboden verteilen und Tortenguss darüber verteilen. Milch und Schlagsahne vermengen und über die Mandarinen mit Tortenguss streichen. Nun noch den Saft mit der Vanille-Dessertsauce vermischen und ebenfalls auf der Torte verteilen.
2. Torte nun für 2 Stunden im Kühlschrank auskühlen lassen, Tortenring entfernen und leichte Cremetorte genießen.

19. Muffins

19.1 Karotten-Muffins

Portionen: 1 Portion
Zeitaufwand: 30 Minuten + Backzeit
Nährwertangaben: ca. 80 kcal pro Muffin

Zutaten:

160 g Vollkornmehl
150 g Karotten
150 ml Magerjoghurt
100 ml Milch
7 g Backpulver
7 g Xucker
2 Eier
1⁄4 TL Salz

Zubereitung:

1. In einer Schüssel die aufgeschlagenen Eier mit Magerjoghurt, Milch und Xucker verrühren. In einer separaten Schüssel Mehl, Salz und Backpulver durchsieben und mit der Eimischung vermengen. Karotten raspeln, mit in den Teig rühren und den Teig nun auf Muffin- Formen verteilen. Die Form sollte ca. zu 3⁄4 voll sein.
2. Nun die Form im vorgeheizten Backofen bei 180°C für 25 Minuten backen. Muffins abkühlen lassen und genießen!

19.2 Zitronen-Muffins

Portionen: 1 Portion
Zeitaufwand: 15 Minuten + Backzeit
Nährwertangaben: ca. 95 kcal pro Muffin

Zutaten:

400 g Mandeln gemahlen
110 g Butter
6 Eier
5 EL Xucker
1 Zitrone
1 Fläschchen Butter-Vanille-Aroma
1 Pck. Backpulver
½ Fläschchen Zitronenaroma

Zubereitung:

1. Eiweiß und Eigelb trennen; Eiweiß steif schlagen und über die übrigen Zutaten gießen. Alles gut miteinander vermengen.
2. Den entstandenen Teig nun zu jeweils ¾ in Muffinförmchen gießen und bei 170°C für 30 Minuten im Ofen backen.

19.3 Erdnussbutter-Muffins

Portionen: 1 Portion
Zeitaufwand: 15 Minuten + Backzeit
Nährwertangaben: ca. 210 kcal pro Muffin

Zutaten:

120 g Mehl
50 g Butter
50 g Erdnussbutter
50 g Schokolade zartbitter
4 g Backpulver
1 TL Süßstoff flüssig
1 Ei

Zubereitung:

1. Süßstoff, Ei und die geschmolzene Butter vermengen. Das Mehl dann zunächst mit Backpulver versieben und Erdnussbutter untermischen. Sowohl das Mehl- als auch das Buttergemisch nun miteinander vermengen und 40 ml kaltes Wasser dazu geben. Die Zartbitterschokolade klein raspeln und unter die Masse heben.
2. Den Teig abschließend in eine Muffinform füllen und im Ofen bei 220°C für 20 Minuten backen. Wer es dekorativ mag, kann von der Schokolade auch etwas aufheben und die Muffins mit ein paar Splittern als Topping garnieren.

19.4 Low Carb Joghurt-Muffins

Portionen: 1 Portion
Zeitaufwand: 15 Minuten + Backzeit
Nährwertangaben: ca. 190 kcal pro Muffin

Zutaten:

250 g Mandeln gemahlen
150 g Naturjoghurt
50 g Mascarpone
3 EL Süßstoff flüssig
3 Eier
1 Prise Salz

Zubereitung:

1. Das Eiweiß vom Eigelb trennen und das Eiweiß mit etwas Salz steif schlagen. Alle übrigen Zutaten miteinander verquirlen und das steif geschlagene Eiweiß langsam dazu rühren.
2. Teig in Muffinförmchen gießen und bei 180°C für 20 Minuten in den Ofen geben.

Schlusswort

All diese Rezepte eignen sich ausgezeichnet für das Intervallfasten mit der 5 zu 2 Diät. Selbst für die zwei Fastentage in der Woche finden sich einige Rezeptideen. Dabei sind alle Gerichte auf den optimalen Haushalt von Proteinen, Kalorien und Vitaminen zur jeweiligen Tageszeit ausgerichtet. Außerdem sind alle aufgeführten Möglichkeiten variierbar. Wer also beispielsweise mit einem Apfel in einem Infused Water nichts anfangen kann, hat die Option, stattdessen anderes Obst zu verwenden. Wer statt Olivenöl lieber mit Rapsöl brät, kann auch dies tun und wer mit den Mengen spielen möchte, dem sind keine Grenzen gesetzt.

Impressum

Hermine Treitner
Laxenburgerstraße 136/11/5
1100 Wien
Österreich / Austria

Gedruckt/Vertrieben und Verkauft via
Amazon.com, Inc. oder einer Tochtergesellschaft

26910678R00078

Printed in Poland
by Amazon Fulfillment
Poland Sp. z o.o., Wrocław